2章　リトリートと自然の関係

3章　自分軸を失ってしまった現代人

4章 「自分自給率」を高める方法

5章　リトリートを実現するための7か条

6章　リトリートの未来を考える

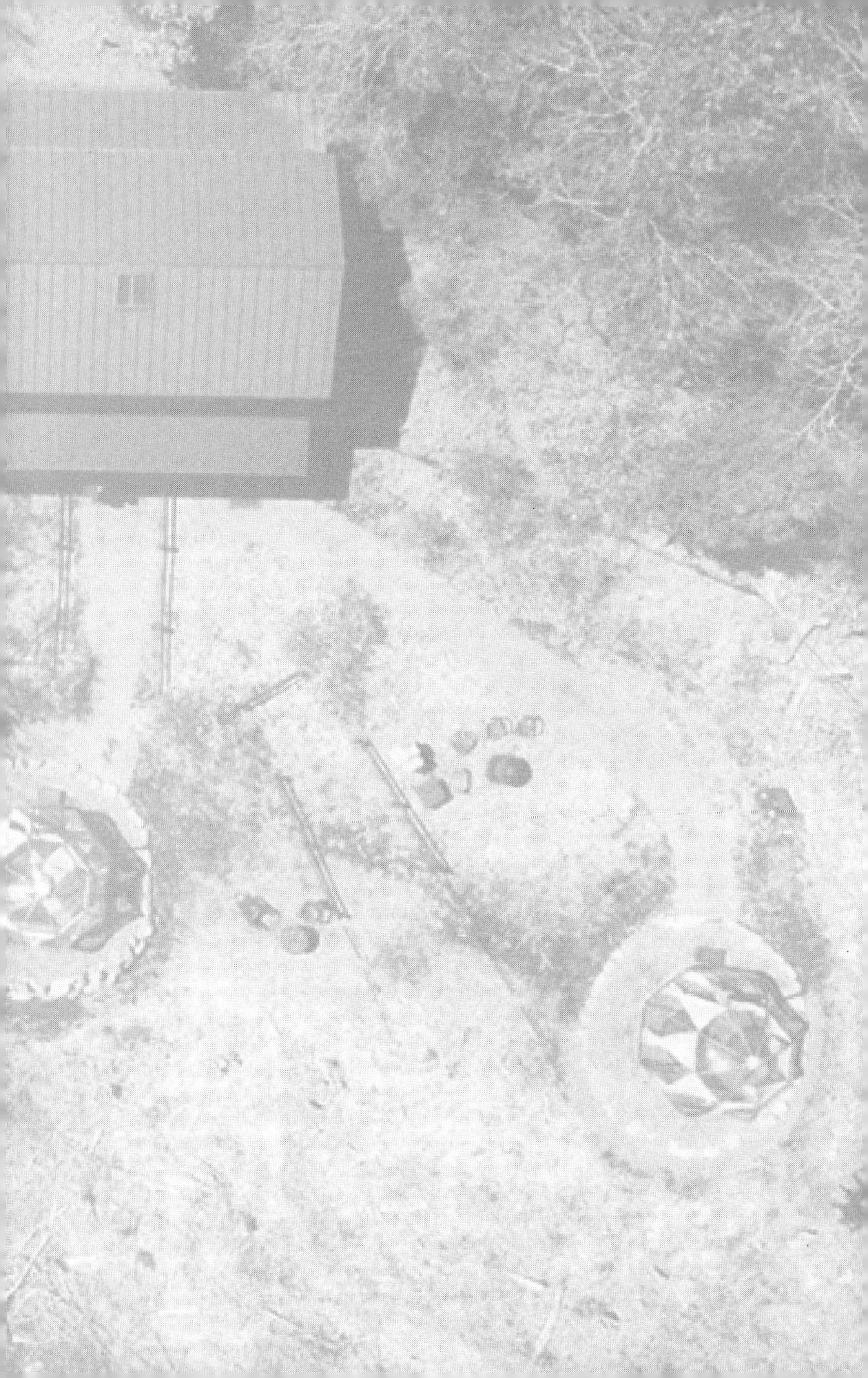

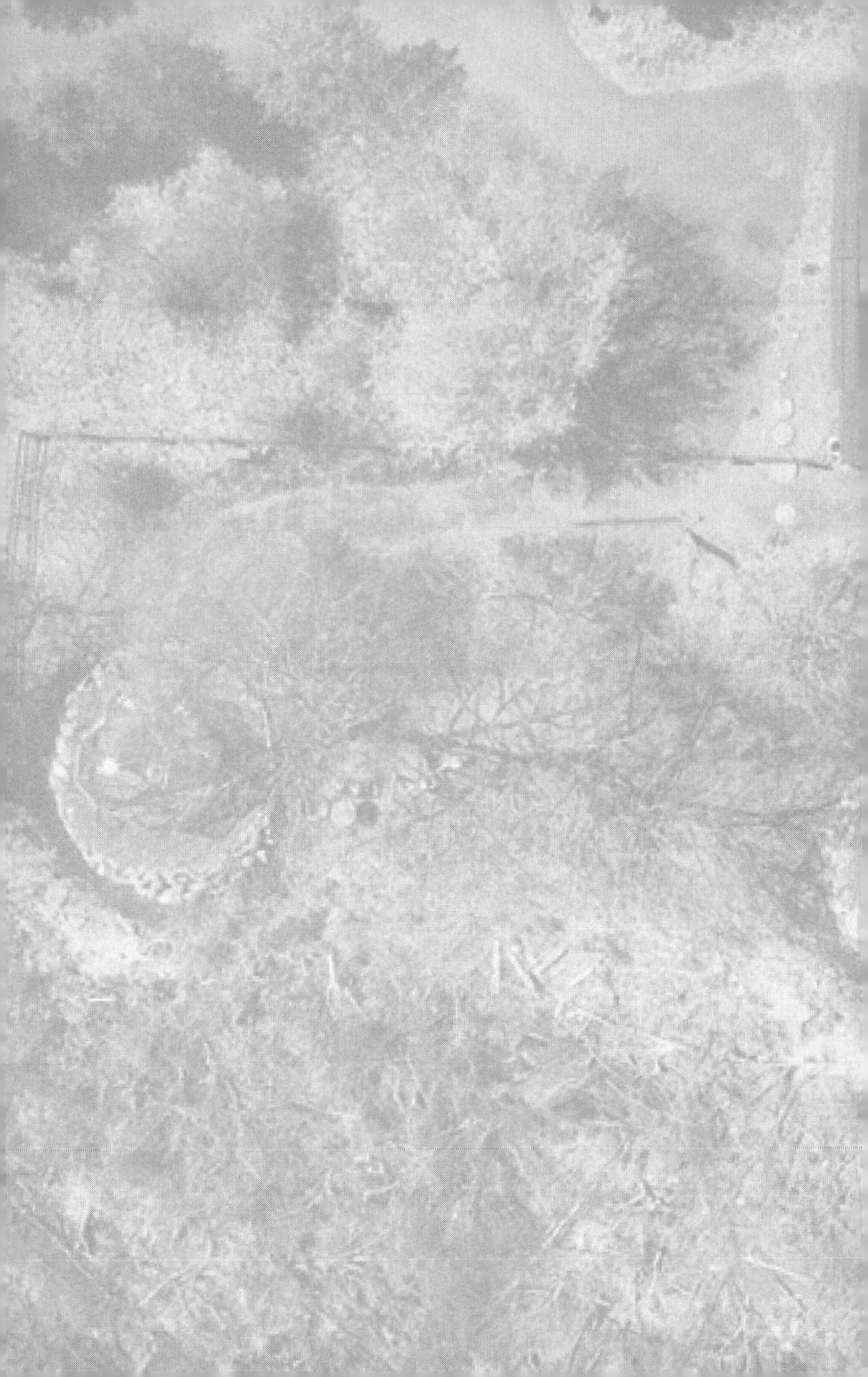

はじめに

いま、リトリートが注目されつつあります。

リトリートいう言葉そのものはさまざまな使われ方をしているようですが、豊かな自然にふれながら、ヨガや森林療法、自然をモチーフにしたワークショップなどに参加して、体や心を癒やし、自分本来の健康状態を取り戻す「行為」であり、それを行う「場」のことを、私自身はリトリートと呼んでいます。

統合医療に携わる医師として、現代人、とくに都会で暮らし、働く方々にとって、リトリートは欠かせないものと確信しています。リトリートを必要とする多くの患者さんに出会い、回復のためのお手伝いをさせていただいているからです。

リトリートは、都会でストレスを抱えた方々が心身を癒すための方法であると同時に、もう一つの重要な役割を持っています。それは、大災害や戦争、ウイルスの蔓延や食料危機といった緊急時に、自分や家族の命を守るための「行為」や「場」にもなるということです。「食料危機なんて、おおげさな」と思う方もおられるかもしれませんが、ロシアとウクライナの戦争によってさまざまな食品の値段が上がり、ガソリンや電気代も高騰を続けていることから考えると、あながち「食料危機」が遠くの出来事のようには思えないのです。いつ襲ってくるかわからない緊急時に備えることも、現代を生き抜くために必要なスキルなのではないでしょうか。

リトリートとは何か？　私たちの健康や命にどう役立つのか？　そして、どうやって実現すればいいのか？

私なりに、日頃から考えているリトリートについて整理したのがこの本です。リトリートを自分や家族の暮らしに取り入れたいと思われる方はもちろん、将来、リトリートの場や施設を運営したいと考えている方にもぜひ、読んでいただければうれしいです。

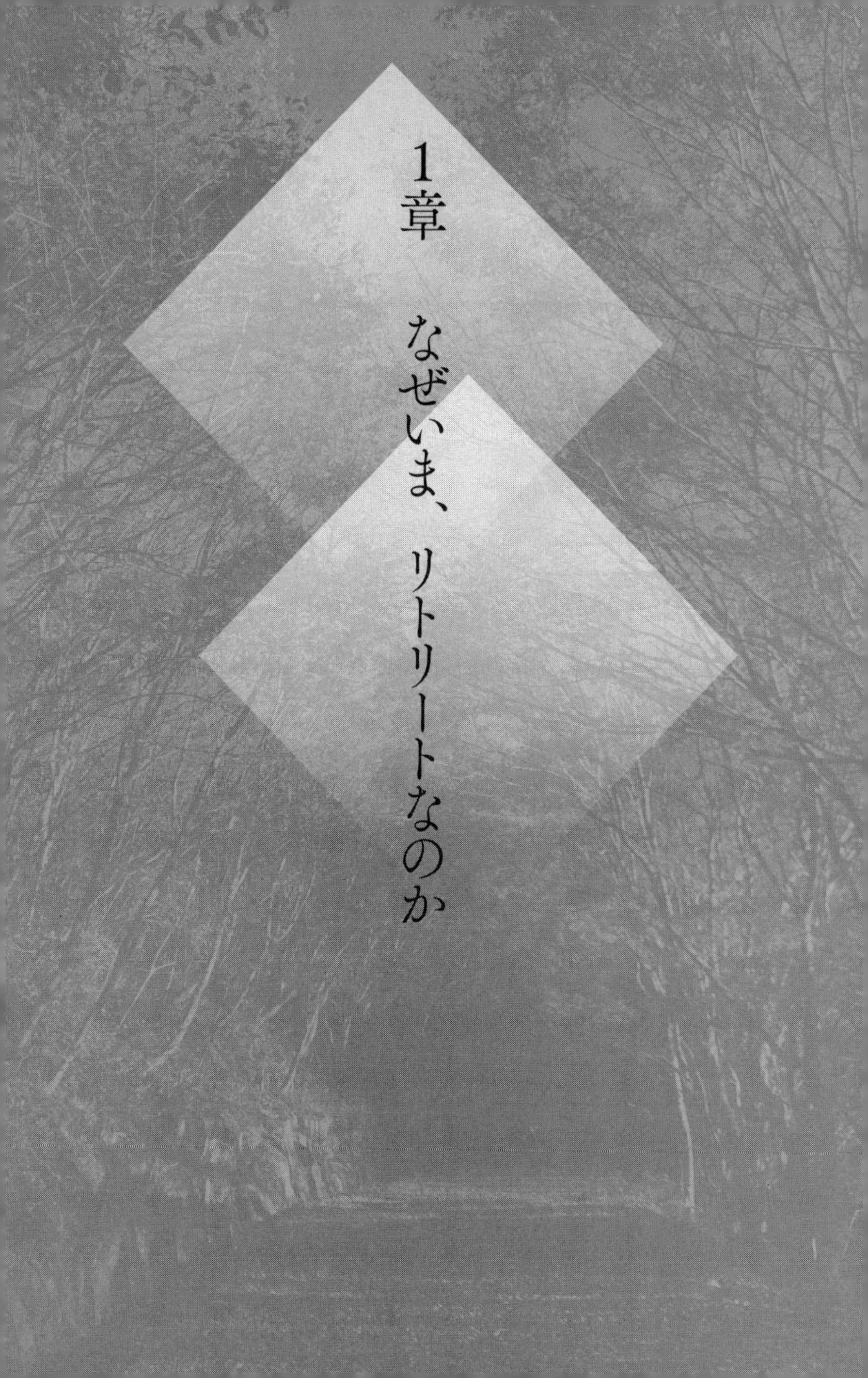

1章　なぜいま、リトリートなのか

1　リトリートは「リトリートメント」が語源

２０１９年末に発生した新型コロナウイルスは瞬く間に世界中に流行し、累計感染者数は約６億８０００万人、死者数は約６８８万人に達し、世界全体に、そして一人ひとりの暮らしに、計り知れないほどの影響を与えました。

日本でも何度も緊急事態宣言が出され、病院はコロナ患者であふれ、医療体制は崩壊寸前にまで至りました。人々が集まるイベントは軒並み中止となり、不要不急の外出や移動も控えるようになり、家族や友人と食事に出かけることさえ憚られる時期が続きました。そのせいで外食産業や旅行業界は大きな痛手を受け、閉店・閉館を余儀なくされた飲食店や宿泊施設も数多く存在しました。

3年半が経ったいまも、その影響は収まることがなさそうですが、2023年5月にWHO（世界保健機関）が緊急事態宣言の終了を発表したことで、ようやく長いトンネルの出口が見えてきたようにも思えます。日本でも、屋外や人が比較的少ない屋内施設でマスクをはずす人が増え、旅行や外食、イベントに出かける人も次第に増えてきているように感じます。

コロナ禍における社会生活は困難を極めましたが、前向きな変化として捉えることができることがあるとしたら、リモートワークの普及ではないでしょうか。多くの企業がリモートワークを導入し、ビジネスパーソンはパソコンやスマートフォンでリモートワークを行い、自宅にいたまま会議や打ち合わせを行うようになったのです。在宅勤務によって通勤時間を削減することができ、自由に使える時間が増えたことから、自分の住む地域に目を向けるようになりました。コロナ前は会社と自宅の往復だけだった生活に、「地域」という新たな居場所を見出すことになったのです。さらに週末には、人が集まる屋内施設よりも、比較的感染しにくいと考えられる自然のなかで過ごす傾向も見られるようになりました。地元の自然とふれあう時間を大切にするようになったのです。

その時間は、都会での自身の生活のあり方を考え直す機会にもなり、地方への移住や、都会と自然の両方で暮らす二拠点生活といった人生の選択肢が広がることにもつながりました。東京の大手芸能事務所が山梨県の富士山麓に本社を移転し、大手人材派遣会社が兵庫県・淡路島に本社を移転したことも、地方や自然の環境が仕事に好影響を与えると判断したからに違いありません。

地方を目指す動きは、コロナ以前からありました。多忙な仕事や上司や部下との人間関係にストレスを感じたり、「SNS疲れ」と呼ばれるように、友人・知人の投稿にリアクションを欠かさないようにしたり、自分を偽ったり、あるいは、知らなくてもいいような情報まで知ってしまったりするなど、楽しい情報コミュニケーションツールであるはずのSNSを続けることが逆にストレスとなっている人も少なくないようです。SNSに疲れ

リトリート［Retreat］

語源：リトリートメント［Retreatment］

心身をリセットする行為・場所

↓

避難所　**隠れ家**

の意味も

た人たちは、デジタルデトックスと称して週末に田舎の温泉地でのんびりと過ごしたり、地元のおいしい料理に舌鼓を打ったり、ヨガやスポーツで汗を流したりするなどして、本来の自分を取り戻すことに努めます。自分なりの方法でストレスを解消し、心身ともにリセットできたところで、再び都会での仕事や暮らしに戻るのです。

そうした行為、あるいは場を、「リトリート」と呼びます。その語源は「リトリートメント（retreatment）」で、本来は「転地療

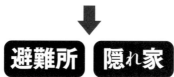

養」という意味ですが、そこから派生して、「避難所」や「隠れ家」といった意味でも使われるようになっています。先述したように、現代人はさまざまなストレスを抱えながら生きているので、静養して心身をリセットすることが不可欠です。その方法として、あるいは場として、リトリートがあると考えています。

2 「万が一」に備えるのもリトリート

新型コロナウイルスからさかのぼること100年。1918年から1920年にかけて、非常に感染力の強いインフルエンザウイルスが世界中に蔓延しました。スペイン風邪です。約5億人が感染したとされ、死亡者数はおそらく1億人以上とも推定されているインフルエンザです。日本では約39万人がスペイン風邪が原因で亡くなったと記録されています。新型コロナウイルスによる死亡者数は約7万5000人ですので、スペイン風邪がどれほど恐ろしいものだったか想像できます。ただ、それは教科書に掲載されているだけの歴史的な出来事ではなく、新型コロナウイルスの感染拡大を経験した私たちなら理解できるリアルな出来事として、多くの教訓を伝えてくれます。教訓の一つに挙げられるのは、「万が一」の事態に備えることの大切さです。

戦争も、万が一の出来事です。

ロシアがウクライナに侵攻したのは2022年2月。両国の兵士はもちろん、とくにウクライナの多くの一般市民が犠牲となっていることは連日、報道されています。残酷な戦争はいまだ終戦のいとぐちも見えていません。日本から遠く離れたヨーロッパで起こった戦争であっても、けっして無関係ではいられません。もちろん、武力を提供するわけではありませんが、私たちは経済の面で大きな影響を受けているのです。

たとえば、スーパーマーケットでふだんの買い物をするとき、あらゆるものが値上げされていることに気づくはずです。ロシアやウクライナが多く生産する小麦の価格が上がり、小麦粉は大幅に値上げされています。小麦粉の価格が上がれば、それを原料とするパンやお菓子、麺など、さまざまな食料品も値上げされます。また、世界的な油脂不足によって食用油も大幅に値上げされています。食用油の価格が上がれば、それを原料に使う加工品の値段も当然、上がります。そんなふうに、原料価格が上昇することでさまざまな加工食品が連鎖的に値上げを余儀なくされているのです。

エネルギーもそうです。ロシアは天然ガスの輸出量は世界1位、原油の生産量は3位という資源大国です。エネルギー資源は国家の重要な財源となっているのです。そこで、欧米各国はロシアに対する経済制裁によってその貴重な財源を絶とうと、ロシア産の原油や天然ガス、石炭の輸入を禁じたり、調達を見直す方針を打ち出したりしました。すると、原油をはじめとするエネルギー価格が世界的に上昇。多くのエネルギーを輸入に頼っている日本は、当然のごとくガソリン代や電気代などエネルギー価格が上昇。ガソリンは1リットル170円台に上昇し、国が補助金を出す事態に陥りました。

ウクライナ戦争だけではなく、コロナ禍による世界的な流通の不安定や円安なども物価上昇の要因となっているので一概には言えませんが、さまざまな万が一が私たちの暮らしに大きな影響を与えることは間違いないでしょう。


10年以上前の出来事になりますが、東日本大震災も万が一の大災害でした。東北沿岸部に暮らす大勢の人々が津波の被害に遭い、長い避難生活を強いられました。

日本は地震大国です。自分が住んでいる地域でいつ大きな地震が発生するかわかりません。マグニチュード7程度の首都直下地震が今後30年以内に発生する確率は70パーセントとされ、マグニチュード8から9クラスの南海トラフ地震が今後30年以内に発生する確率は60パーセント程度と見られています。ほかにも、いくつかの地域で大きな地震が高い確率で起こることが気象庁によって予測されています。
　そんな大地震が予測されているのに、水や食料、携行トイレなどの非常用アイテムをリュックに詰めて置いているだけで、果たして間に合うのでしょうか。もちろん、非常用持ち出しバッグを準備することは素晴らしい心がけです。ただ、未曾有の大災害に見舞われたとき、それだけでは十分でないことも承知しておく必要があるように思います。

　そんな、万が一に備えるのもリトリートなのです。リトリートは、日常生活で溜め込んでしまうストレスを解消する場であると同時に、戦争を含めた万が一の出来事に見舞われたときに避難し、食べ物や水、エネルギーを確保した安心で安全な生活を、何十日間、何か月間と送ることができる場でもあるのです。リトリートは、日常と緊急時に対応する2つの要素を含んでいるのです。

3　都市生活者の9割が自然を求めている

2023年の世界の人口は約80億4500万人です。その半数が都市で暮らしています。国連によれば、2050年に世界の人口は100億人を超え、70億人以上の人々が都市で暮らすと予測されています。

都市の定義は国によってさまざまで明確に定められてはいませんが、大勢の人々と建物が密集し、商業や工業などの経済活動が盛んな地域のこと。東京都の都市人口は2025年まで世界1位の予測で、埼玉県、千葉県、神奈川県を含む東京圏には日本の人口の29パーセントが暮らすなど、都市への人口集中は世界の中でもとくに高いようです。

そんな都市に暮らす人たちに、「癒やしの空間を想起する要素は?」とアンケートを取ると、約90パーセントの人が花、樹木、草、森、水、川、空、海といった自然にまつわる要素を挙げました。年代による大きな違いもなく、都市に暮らすあらゆる人たちが自然を求めていることがうかがえます。皆さんはいかがでしょうか？

ただ、アンケートの回答を裏返せば、都市生活者の暮らしは自然とふれあう機会が少ないがゆえに、自然を求めているという推測もできます。たとえばこんな生活が思い浮かびます。

「マンションの部屋には遮光カーテンをかけているので日の出に気づくこともなく、毎朝同じ時間にセットした時計の電子音に目を覚まされる。チューブから押し出す化学物質を泡立てて顔を洗い、同じくチューブから押し出す添加物入りの朝食を胃袋に流し込みながら、平坦なアスファルト道路の上を歩き、駅の人混みの中へ向かう。立錐の余地もない満員電車の僅かな空間を確保したらスマートフォンで情報収集、日光も風も届かない空調完備のオフィスでパソコンの画面と向き合うこと数時間。昼食は揚げ物メインのコンビニ弁当を数分で掻き込んで終了。再び空調完備のオフィスでパソコンの画面と向き合います。数時間後、仕事帰りに〝体力づくり〟という残業〟を行うためにスポーツジムに立ち寄り、スーパーでできあいの惣菜を購入し、電子レンジで温めるだけの時短の晩ごはん。SNSを念入りにチェックしたら、塩素入りの風呂で体を洗い、日の入りからすでに6時間以上が過ぎた深夜に消灯。疲れとストレスを癒やそうと〝せせらぎのCD〟を聴きながら眠りにつく」。

このとおりではないにしろ、都市生活者には当てはまる部分も少なからずあるのではないでしょうか。こんな生活を何年も続けていると、体や心が自然を求めるのも無理はありません。

リチャード・ループという著述家は、2006年に出版した『あなたの子どもには自然が足りない』(早川書房)の中で「自然欠乏障害」というキーワードを提唱しました。自然から遠ざかった生活を送る現代の子どもたちに、さまざまな精神不安定やそれに伴う症状がもたらされることを指摘したのです。その言葉から派生した「自然欠乏症候群」はアメリカやカナダで話題となり、私も著書のタイトルに使わせてもらいました。

自然が人間の体と心に与える影響は、紀元前5世紀頃に「近代医学の父」と言われる古代ギリシャの医師、ヒポクラテスも説いていました。病気は超自然的な力や神々の怒りによる天罰だと考えられていた時代に、病気は天罰ではなく自然の現象だと考えたのです。現代の医大の卒業式にも読み上げられる「ヒポクラテスの誓い」をはじめ、さまざまな金言を残したとされるヒポクラテスですが、その中でも、自然と人間の関係性を表したのがこの言葉です。

「人間は自然から遠ざかるほど病気に近づく」

「自然欠乏症候群」について見事に言い表していることに感心させられつつ、約2400年前のギリシャでも現代と同じように、都市と自然が乖離した状況にあったという事実に驚かされます。

人間は自然を排除し、コンクリートに囲まれた無機質な都市を形成し、文明を築いてきました。産業革命、IT革命を経て流通や通信技術を高度に発達させた基盤の上で、便利で豊かな暮らしを送れるようになりました。一方、自然から遠ざかり、都市化や産業化が進んだことによる現代特有の生活習慣や環境から生み出される「現代病」も見過ごすことのできない現象として存在しています。糖尿病やアレルギー、うつ病など、さまざまな現代病に人々は悩まされています。だからこそ、多くの都市生活者が自然を求めているのに違いありません。

4　農業女子や狩猟女子は単なるブーム?

心身の健康を維持し、増進していくためには、自然とのふれあいが大切だということは多くの人が認識していると思います。都市の高層マンションに暮らしながら、室内に観葉植物の鉢植えを置いて水をやったり、休日に緑を感じる公園を散歩したり、あるいは、新緑や紅葉の季節に森を散策して森林浴を楽しんだりするのも、心身が自然を求めているからこそ。数年前からキャンプがブームになっていますが、野山に一晩身を置くことで一歩踏み込んだ自然を体験してみたいという人が大勢いるからだと思います。

私が『朝霧高原診療所』を構える静岡県富士宮市にある「ふもとっぱら」はキャンプの聖地です。キャンプブーム以前は閑古鳥が鳴くような状況だったと聞いたことがありますが、いまや週末になると全国各地のナンバープレートをつけた車が列をなし、キャンパーたちが楽しそうに自然を満喫している姿を目にします。

もっと前には「山ガール」も流行りました。ファッショナブルなスタイルで山に登る女性たちのことをそう呼びました。ただ、高尾山にヒールを履いて登るような女性も現れたことから登山愛好者から批判的な指摘を受けることもありましたが、ヒールの女性も「自然に近づきたい」という気持ちがあったことに変わりはなかったと思います。

「農業女子」も注目を浴びました。自分が食べるものがどこで、どんなふうに育てられているのかということに関心を持ったナチュラル志向の女性たちが、どうせなら自分の手で野菜を作りたいとの願望にかられ、鋤を手にして畑を耕し始めたのです。なりわいとしての農業に挑戦する女性がいる一方、都市近郊で家庭菜園を借り、自分流のやり方で野菜を育てる人も増えてきました。他にも、木や山の魅力に取り憑かれた「林業女子」、銃を撃って動物の命を絶ち、ジビエとしてその肉を食べる「狩猟女子」も登場しました。

すでに気づかれたかと思いますが、どのムーブメントも主人公は「ガール」や「女子」と呼ばれる女性たちです。おそらく、これまでガテン系の男社会だった領域に、都市に暮らす若い女性が飛び込んできたことがメディアとしても珍しい現象だったため、「ガール」や「女子」というキャッチーな呼び方でムーブメントを盛り上げようとしたのでしょう。同時に、男性よりも女性の行動が目立ったのは、女性特有の生命に対する敏感かつ真摯な反応によって、本来は自然と共に生きるべき人間の、そうではない現在の姿に危機感を感じたからかもしれません。人間として、動物として、「このままではいけない」と直感的に察知し、行動を起こしたような気がしてならないのです。

山も、農業も、狩猟も、彼女たちにとってはリトリートなのです。万が一の非常事態に備え、食べ物や避難場所を確保しておきたいという本能的な衝動が彼女たちを自然の中へ駆り立てているように思います。

食べ物や避難場所を確保するには、地元の人たちとの関わりも必要になってきます。山村に入り、一人で畑を耕したり、一人で狩猟をしたりするのも可能ではありますが、その地域に暮らす人たちと顔なじみになったほうが、万が一のときに助けてもらうことはできます。「よそ者」である自分を受け入れてもらうためにも、地域の人たちと仲良くなり、協力し合う姿勢が必要でしょう。そうすることで、その地域に愛着が湧き、より心強く、より充実した時間を過ごすことができるようにもなるはずです。それが、リトリートなのです。

農業や狩猟まで行わなくても、地方の温泉やリゾート地を訪れるのもリトリートになります。万が一の備えとしてのリトリートというよりは、日常の中でのリトリートです。都会での仕事や生活の疲れを癒すために訪れる場所。リトリートには、さまざまな種類と自分に合ったスタイルがあるのです。

5　場所と時間によってスタイルが異なる

リトリートにはさまざまな種類や、人それぞれに合ったスタイルがあります。

まずは、場所。海を選ぶか、山や森を選ぶかで大きくスタイルが分かれそうです。皆さんはどっち派でしょうか？　海、山の両方にある温泉に行くというのもリトリートです。まるで湯治客のように、宿泊中に何度も温泉に浸かる人もいるのではないでしょうか。体の芯まで温まったところで、地元の食材を使ったおいしい料理に舌鼓を打つ。寝床につく前に、もう一度温泉へ。露天風呂なら最高です。星空を仰ぎ、夜風を浴びて、都会の喧騒など忘れてしまって心ゆくまで温泉という自然の恵みを満喫できそうです。

森の中でヨガを行えば、心身ともにリフレッシュできそうです。都会のビルの中のヨガ教室で行うよりも、森の木々の緑や青い空に囲まれ、太陽の光や風を浴び、鳥のさえずりを聴きながら行うヨガは、まったく違う充実感を得られそうな気がします。アロマセラピーや森林療法を受けることで癒しの効果も得られます。

海を選ぶ方は、サーフィンやダイビングといったマリンスポーツに関心がある人でしょうか。波は海の上を吹く風がつくりだす自然現象で、波に乗るというのは自然との一体感を味わうことのできる格好のスポーツです。

またダイビングは、海の中を泳ぐ魚やサンゴ礁などを間近で見ることができるスポーツです。陸とはまったく違うマリンブルーの世界が目の前に広がり、それを体験すれば自然を見る目や考え方さえ変わるかもしれません。

そんなアクティブなリトリートを選ぶ人もいれば、砂浜にたたずみ、寄せては返す波の音を耳にしながら、ただぼんやりと海を眺めるのが好きな人もいるでしょう。それも、素敵なリトリートです。あるいは、瀬戸内に浮かぶ小さな島々を橋でつなぐしまなみ海道をサイクリングしながら眺める海が好きだという人もいるでしょう。それも、その人にとってのリトリートです。人それぞれ、海とのふれあい方や感じ方は違っていていいのです。

場所の次は、時間です。どれくらいの日数や時間、そこに滞在できるかによってリトリートのスタイルも変わってきます。

皆さんは、休み時間の呼び方がその長さによって違うのをご存知ですか？　総務省が定義したものですが、秒単位なら「休息」、分単位なら「休憩」、時間単位なら「私的時間」、日単位なら「週休」、週・月単位なら「休暇」です。それらの休み時間において、どんな癒やしができそうか例を挙げると、「休息」で行えるのはストレッチ、呼吸法、アロマスプレー、サプリメントを飲むなどです。「休憩」で行えるのは瞑想、ストレッチ、指圧、花を鑑賞するなど。「私的時間」で行えるのはアロママッサージ、ヨガ、森林散策、鍼灸、ガーデニングなど。「週休」で行えるのは森林療法、リトリート、マイクロツーリズム、家庭菜園など。「休暇」で行えるのは滞在して温泉療法を受けたり、癒やしのプログラムや滞在型リトリートを実践したりするなどです。リトリートは「週休」と「休暇」にカテゴライズされるように、それなりの時間を要します。自然の中に入っていったり、動物や植物と向き合ったりするので、都会からの移動も含めて時間が必要になります。もちろん、「休憩」や「私的時間」に該当するような、家の近くの公園や神社の境内を散策したり、息抜きができるカフェや、心身を癒やしてくれるセラピストがいる店で心地よい時間を過ごしたりすることもリトリートと呼ぶことができます。

単位	休みの呼称	手段（例）	関連用語
秒	休息	ストレッチ、呼吸法、アロマスプレー	息抜き
分	休憩	瞑想、ストレッチ、指圧、花鑑賞	一服、ストレッチ
時間	私的時間	アロママッサージ、ヨガ、森林散策、ガーデニング	睡眠、趣味
日	週休	森林療法、リトリート、マイクロツーリズム	レジャー、カルチャー
週・月	休暇	温泉療法、滞在プログラム、リトリート滞在	保養、リゾート

ちょっと息抜きをしたり、趣味に没頭したり、レジャーを楽しんだり、リゾート地に保養に出かけたり。場所と時間の違いによって多種多様なリトリートが可能となります。どんなスタイルや過ごし方が自分に合っているのか。自分流のリトリートはどういうものか、考えてみてはいかがでしょう?

6 「手持ちのカード」を何枚か持つ

場所、時間、そして人ぞれぞれの趣向に合わせた多種多様なリトリートが存在します。そこに行くことで、それをすることで、自分はどう心地いいのか、なぜ心身のリセットができるのか、知っておくことは重要です。なぜなら、一般論や流行ではなく、自分に適しているものや〝場〟を知らないと、かえってストレスになることがあるからです。

また、そのときのストレスのかかり方や感情の度合い、あるいは季節によっても行きたいリトリートの場所は変わってくるかもしれません。そのときの自分に合う、いちばん癒やされそうな場所を選んで行けるよう、「手持ちのカード」を何枚か持っておくといいでしょう。「カード」とはリトリートのことです。

お気に入りのハーブティを飲んだり、アロマを楽しんだり、公園に広がる芝生の広場でヨガに興じたりといった日常のプチ・リトリートから、週末に温泉やキャンプ場を訪れたり、二拠点生活の畑付きの住まいに出かけたりする本格的なリトリートまで、そのときの自分の状態に合わせてリトリートに出かけることができれば、心身を上手にリフレッシュすることができそうです。

リフレッシュできれば何でもリトリートなのかと質問される人もいます。たとえばパチンコが趣味で、自分にとってはストレス解消にもなるし、勝てば気持ちもリフレッシュできる。これもリトリートではないかと。あるいは、食べ歩きが趣味で、おいしいメニューに出会うと気分が晴れやかになり、おなかも大満足。これもリトリートですよねと。

なるほど、たしかにゲーム性の高い遊戯やおいしいものを食べる趣味は心身ともにリフレッシュするかもしれません。気分転換になる、英気を養えるという意味では、パチンコや食べ歩きもリトリートに数えられるでしょう。ある人にとってはリトリートと感じる場所や行為も、ある人にとってはそう感じないこともあります。リトリートは人それぞれです。ただ、この本が提唱するリトリートは、「自然」が重要なファクターとしてあるので、自然を想起しにくい趣味や場所については取り立ててリトリートと呼ばないことにします。

言葉は難しいもの。あまり概念を広げすぎると伝えたいことがうまく伝えられなくなるので、「リトリート＝自然」というルールを設けています。紹介したアンケートの回答にもあったように、癒しの要素として自然を挙げる人がとても多いことや、万が一のときに頼りになる食料や水、エネルギーはライフラインが寸断されやすい都会ではなく、自然豊かな田舎のほうが得やすいということも「リトリート＝自然」を掲げる理由です。

自分に合ったリトリートを探すには、身も心も癒やされそうな場所や、万が一のときにも対応できそうな場所など、さまざまな候補地を訪れてみるといいでしょう。季節ごとに訪れてみると、よりその場所の特性が理解できると思います。夏はとても爽やかな風が吹いていても、冬になると雪に覆われる地域もあります。雪や寒さが好きなら一向に構いませんが、それがダメとなるとその人のリトリートとしては不向きでしょう。

中長期的に利用することで、自分の成長につながる場所もリトリートとして適していると思います。いたれりつくせりのリゾートホテルは快適に過ごせるかもしれませんが、あくまでも宿泊客としての受け身の滞在です。そうではなく、自分が主体性を持ってその地域に溶け込めるかどうかもリトリートの大事なポイントになります。主体的になれそうかどうか。地域住民とコミュニケーションを取れそうかどうか。人によって自然に対する経験値の違いもあります。自分に合ったリトリートを探すには、主体性を持つという姿勢も重要です。

次の章では、なぜ「リトリート＝自然」なのか、その理由をもっと探っていきたいと思います。

2章　リトリートと自然の関係

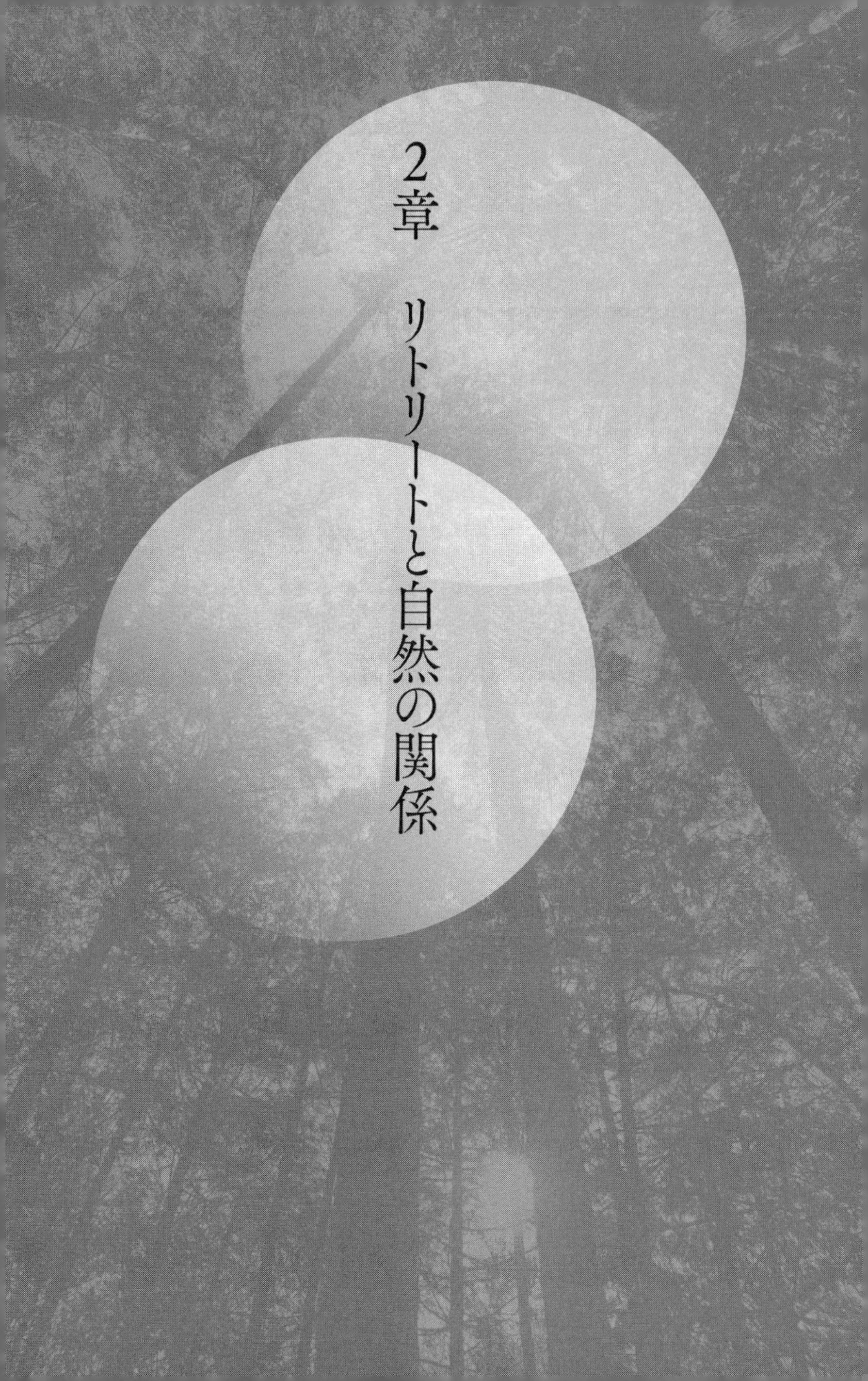

1 リトリートは「自然」が鍵

私が都会の子どもたちに、「カブトムシはどこで手に入れられるの？」とたずねると、「スーパー！」「ホームセンター！」と答える子が少なくありません。海では「切り身」の魚が泳いでいる絵を描くという、いかに都会の子どもが自然から遠ざかって生活しているかを示すエピソードは、大人たちの間で何十年も前から語られています。

そんな大人たちに、「野菜はどこで手に入れられますか？」とたずねると、「スーパー」「八百屋さん」と答えます。本当は「畑」と答えてほしいですね。ある子どもからは、「ジャガイモってどんな木になるの？」と質問されました。木にジャガイモがたくさん実っているシュールな風景を想像してしまい、微笑ましい気持ちにはなりましたが、やはり土の中にできることぐらいは知っていてほしいです。しかも、実るのは根ではなく、茎だということも。

農村や自然から離れたところで暮らしているのでしかたがないとも言えますが、食べたジャガイモは胃で消化され、皆さん自身の体になるのです。自分が口にする食べ物が、どこで、どんなふうにつくられているかはできるなら知っておきたいもの。自然や食べ物について知ることはリトリートにもつながるからです。

食べ物だけではありません。着る服も、住んでいる家も、生活道具も、エネルギーも、昔はすべて自然から得たものからつくっていたのですが、いまの日本には人工的なもの、化学的なものがあふれています。エネルギーをつくる化石燃料が自然物かどうかは議論の余地がありますが、燃焼すると排出される二酸化炭素が地球温暖化の原因となり、生物に少なからず影響を与えていることから考えると、自然物とは言い難い気もします。

私たちの祖先は長い間、山、川、海、里から採ってきたものを食べ、植物や木を利用した家に住み、木や竹、蔓、草、石、土、骨など自然物から生活道具をつくり、木を燃やした火をエネルギーとして暮らしてきました。サルからヒトに進化していまに至るまでの期間を1年間に置き換えるなら、私たち現代人が生きているのは大晦日の午後からという短い時間でしかありません。現代人の歴史はそれほど浅いということです。

自然とともにあった祖先の生き方は、私たち現代人が生きている大晦日の午後という短い時間にあっという間に忘れ去られ、化学物質や人工的な加工品に囲まれた暮らしに様変わりしてしまいました。生活環境や暮らし方の急激な変化は私たちの体や心に大きな負荷を与え、「現代病」と呼ばれるさまざまな病を引き起こす要因にもなっています。現代病を患わないまでも、カブトムシや野菜はスーパーやホームセンターで手に入れるのが当たり前という社会を異様だと感じない人が増えているのです。

人間も動物であり、自然の一部です。サルからヒトへの長い進化の過程に刻まれた生命の記憶をすっかり忘れてしまうはずはありません。ベランダ菜園や家庭菜園で野菜を育てたり、キャンプに出かけて満天の星空に感動したり、あるいは、駅へ向かう途中の道端に咲いた可憐な花に心を奪われたりするのは、自然を希求する心の表れではないでしょうか。山へ狩猟に入るのは、動物としての本能の表れだとも考えられます。本能が呼び覚まされるからこそ私たちは自然の中へ向かうのです。自然の中に身を置くと、人間本来の姿に生まれ変わったような新鮮な気分を味わうことができるのです。それが、リトリートの効果です。

2 社会人基礎力をアップさせよう

私は産業医としての仕事も行っているので多くのビジネスマンと接しますが、最近、若いビジネスマンの皆さんの「社会人基礎力」が極めて乏しくなっているように感じます。

社会人基礎力は経済産業省が提唱するもので、公式サイトによると、「前に踏み出す力」「考え抜く力」「チームで働く力」という3つの能力（12の能力要素）から構成され、職場や地域社会で多様な人々と仕事をしていくために必要な基礎的な力ということです。

12の能力要素を挙げてみましょう。

「前に踏み出す力」

・物事に進んで取り組む力（主体性）
・他人に働きかけ巻き込む力（働きかけ力）
・目的を設定し確実に行動する力（実行力）

「考え抜く力」

・現状を分析し目的や課題を明らかにする力（課題発見力）
・課題の解決に向けたプロセスを明らかにし準備する力（計画力）
・新しい価値を生み出す力（創造力）

「チームで働く力」
・自分の意見をわかりやすく伝える力（発信力）
・相手の意見を丁寧に聴く力（傾聴力）
・意見の違いや立場の違いを理解する力（柔軟性）
・自分と周囲の人々や物事との関係性を理解する力（状況把握力）
・社会のルールや人との約束を守る力（規律性）
・ストレスの発生源に対応する力（ストレスコントロール力）

こうした能力は、〇×式やマークシート方式で答えを選ぶ学力とは違う、いわゆる「認知能力」と言い換えることもできる大切な能力です。その認知能力が大人になっても育っていない人が増えているように感じるのです。

認知能力とは、五感を使って自分のまわりの物事や状態を把握し、行動する力のことで、生きるうえで重要な能力です。「生きていく力」といっても過言ではありません。人と上手に対話したり、物事を多角的にとらえることができたり、自分の気持を抑えながら相手の個性を尊重したり。認知能力を養うには、自然と関わることが不可欠だと私は考えています。

自然の中で育った子どもほど認知能力が高いことを示したイギリスの論文を読んだことがあります。理由は明確ではありませんが、森の中で育った子どもの認知能力が極めて高いという研究結果も出ています。『Nature Sustainability』というアメリカの雑誌（電子版）でも、森の中で育つとメンタルヘルスが強く、心身もより健やかな状態に育つという評価がなされています。

なぜ、自然が認知能力を高めるのでしょう？　たとえば、朝、森の中を散歩するとしましょう。昨日の朝の散歩と、今日の朝の散歩は何かが違うことがわかります。雨が降った後で草が濡れていたり、小動物の死骸が横たわっていたり。そういうさまざまな変化の中で恒常性を維持するトレーニングが、朝の森の散歩一つでできたりもするのです。

多くの人と接する経験も認知能力を高めます。大人になり、社会で仕事をしたり、生活をしたりする中で、さまざまな人とコミュニケーションを取る必要が生じます。楽しいこともあれば、理不尽な思いをすることもあるでしょう。コミュニケーションを取ることが不得意な人にはストレスになるかもしれません。本来は、子どものときに多様な人と接する経験ができればいいのですが、人づきあいの経験が少ないまま大人になると、認知能力が足りず、ストレスに対する耐性もなく、心が折れやすくなるのだと思います。

産業医として、メンタルヘルスの不調で会社を休みがちな若手社員と面談することもあります。社員は「上司が悪い」と言います。ところが、本当に上司の対応や会社の働き方の状況が悪いのかというと、実はそうでもない場合も多くあります。社員の受け止め方やコミュニケーション能力の足りなさによって、自身の負荷を大きくしてしまっているケースが多々あるのです。第三者的に見ると、社員の受容力や対応力に至らない部分があるのではないかと思うケースが圧倒的に多いのです。

社会人基礎力の欠如や認知能力の足りなさを感じないではいられません。そういう社員には、自然との関わりを増やすこと、また自分だけの時間や空間を見つけるようアドバイスすることがあります。社会を「生きていく力」をぜひ高めてほしいですね。

3 「社会人基礎力＝認知能力」を高めるプログラム

私は『朝霧高原診療所』を営みながら、『日月倶楽部』という滞在型ホリスティック／セミナーハウスを運営しています。そのなかで、企業研修プログラムとして、自然環境を活かした「社会人基礎力」向上のための滞在プログラムを実施しています。

どんなことを行うのか一例を挙げてみます。

森の中に入り、3~5人程度のチームに何の準備もなくマッチ棒だけを渡して、「2時間後に焚き火をしてください」と課題を出します。すると、チームのメンバーは頭を捻って考えます。「どうすればうまく火をおこすことができるか?」。火をおこすには燃料となる木が必要です。ただ、薪になるような太めの木だけではだめで、小枝や木の皮、枯れ葉のような最初に火を焚き付けるための燃料も必要となります。前日に雨が降っていると木は湿気ていて火がつきにくいかもしれませんし、風が強い日には小さな火が消えてしまわないように石を組み上げた風よけをつくったほうがいいかもしれません。

そんなふうに、焚き火一つ行うためにもさまざまな考えと、その考えを実現するための行動力が必要になります。誰が、何をするかといった役割分担も重要です。焚き火が上手にできないと、万が一、山で遭難したとき、冬なら暖を取れずに死んでしまうおそれもあるのです。命の危険を頭に置きながら臨機応変に動き、チームプレーを発揮することが求められます。そういったサバイバルな経験、たとえば家族でキャンプに出かけ、自分たちの力だけで火をおこし、晩ごはんをつくり、安全な寝床を確保する経験を子どもの頃から重ねてきた人は認知能力も高く、社会人基礎力にも長けていることが多いように思います。

焚き火のほかに、こんなプログラムもあります。

森の中に入って、1時間後に自分のオリジナル商品をつくり、プレゼンテーションするというプログラムです。ある人は落ちていた木を組み合わせてオブジェをつくったり、ある人は河原で小さな石を拾ってきて箸置きにしてみたり、ある人は富士山に見える石を拾って「富士山の石」として売ったり。マニュアルがないとか、説明書がないとか、文句を言っていると一生つくることはできません。

森の中には正解はありません。自分の五感を最大限に生かしてものを探し、商品化して、プレゼンすれば、それが正解になるのです。

『日月倶楽部』の滞在プログラムに限らず、農業体験やキャンプも類似したプログラムになりえるでしょう。そうしたプログラムを実践してみることで、自分に合ったリトリートが見つかることもあるでしょうし、自分に足りない社会人基礎力を発見できることもあるでしょう。自然というフィールドは自分を高めたり、取り戻したりするための要素に満ちた「宝の山」なのです。

先ほど、都会の子どもたちはカブトムシをスーパーやホームセンターで手に入れると書きましたが、私が暮らす富士山の麓の子どもたちは、カブトムシを森の中でつかまえます。葉っぱを取ってきて、「これ、おいしいんだよ」と食べている子どももいます。私も何の葉っぱかわかりませんでした。また、夜になると森は真っ暗になりますが、闇の森を歩ける子どもたちもいて、すでに高い認知能力を持っていることがわかります。そういう子どもたちが大人になれば、社会人基礎力を大いに発揮することでしょう。

一方、家族でキャンプ体験するときに、太い薪にライターで直接火をつけようとして、「火がつきません」と困った顔をするお父さんもけっこういます。木が燃えて出る炎を初めて見たという子どももいます。火がついている薪を手で触ろうとして叱られる子どももいます。火は熱くて火傷するという感覚が備わっていないのです。オール電化住宅で育つうえ、都内は焚き火は禁止でしょうから、生活の中で火を目にすることがないのです。

木を燃やしたことがないので、少しの木でこれだけのお湯が沸かせて、ご飯も焚けるということに大人たちは驚きます。都会ではゴミになる枯れ葉も、森の中で火をおこすときには不可欠なアイテムです。畑では有機肥料としても活用でき、おいしい野菜の元になります。そんな枯れ葉の大事さを体験して都会に戻ったら、街路樹や公園の枯れ葉を見る目が違ってくるでしょう。都会にも小さな自然が残されていることに気づくはずです。

4　養生とは？

ここで改めて、リトリートはどんな場か、どんな行為かを考えます。

リトリートの主な意味は、「退却」「静養先」「隠れ家」「避難所」「潜伏場所」「黙想」などです。リトリートメントが語源という説もありますので、「転地療養」「再治療」「回復」などの意味もあり、自然豊かな環境で心身をリセットできる場所、行為という認識が一般的だと思います。

私も、「静養して心身や思考をリセットするきっかけの場や行為」「養生と充電の場や行為」と考えていますが、「避難所」「隠れ家」などの要素を広く考えると、「生き延びていく場所」「衣食住を確保できるところ」「疎開場所」などの万が一のときに自分や家族を救うための要素も含まれるのではないかと考えています。すなわち、リトリートは日常の「養生」と、万が一

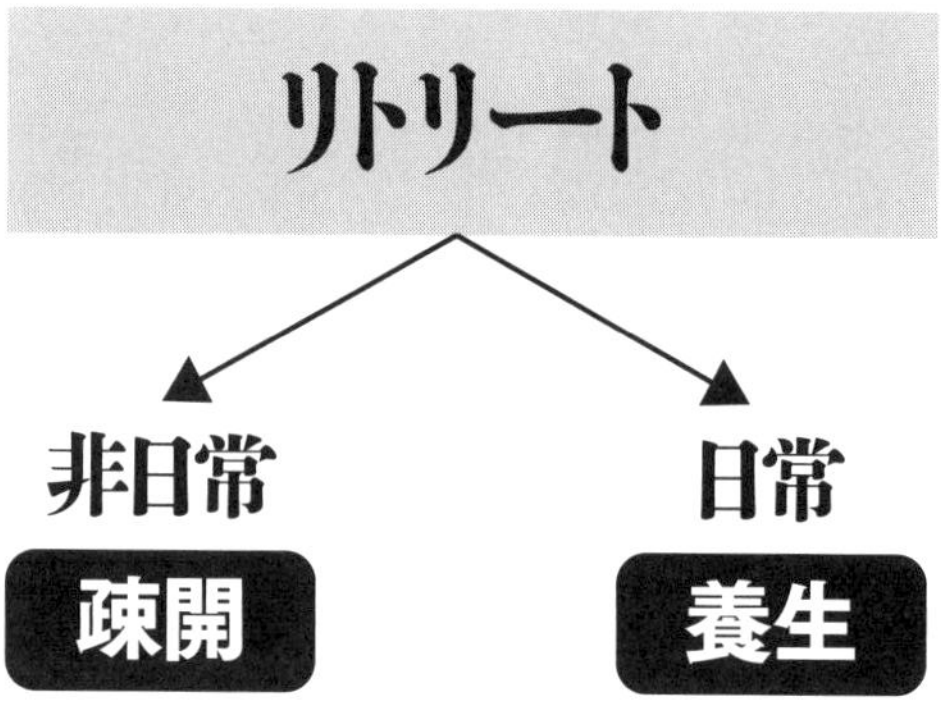

のときの「疎開」の要素を兼ね備えたものなのです。

近年の田舎への移住の増加、二拠点生活、農業への転職なども、2つの要素を兼ね備えたリトリートへ移行するステップで、本能的な選択であるように感じます。

いま、私は養生という言葉を使いました。リトリートは、「養生と充電の場や行為」だと。では、養生とはどういうことでしょう。

養生とは、一般的には、健康を守り、維持するための生活方法のことです。さらに、心身のバランスの崩れを補正したり、足りていない部分を補ったり、リセットして自分を元に戻したり、よりよい状態に修正することだと私は考えています。

養生の方法は人によって違います。居心地がいい場所も人によって違いますし、安心する時間も人によって違います。養生も同じで、その人にとっての養生のしかたがそれぞれにあると思います。ヨガをしたり、瞑想をしたり、マインドフルネスを意識したり、温泉に行ったり、趣味に没頭したり。日常の中で自分を養生すること、そして、その場が自然の中にあるならリトリートと呼んでいいと思います。

5 オプティマムヘルスからオプティマムライフへ

私は、『癒やす心、治る力』（角川書店）の著者で、世界の統合医療を牽引するアンドルー・ワイル博士が主催するアメリカ・アリゾナ大学医学部の「統合医療プログラム」をアジア人で初めて受講し、修了しました。

帰国後、東京で統合医療ビレッジを開きましたが、理想としていたものをつくることが難しく、ワイル博士に相談したところ、「きみの目指すものはヨーロッパの田舎にある。行って学んできたらいい」とアドバイスを受け、アルバイト医として従事しながら、イタリアの田舎の医療のあり方を学びました。東京とヨーロッパを行き来しながら5年間ほど過ごしました。

東京へ戻ってきたときには、統合医療を実践する土地を探しました。


ようやく見つけたのが、富士山の麓の朝霧高原です。51年間も無医村だった地域に、『朝霧高原診療所』を構えました。『日月倶楽部』と『富士山靜養園』も含めた3つの施設『WELLNESS UNION』として、雄大な自然環境の中でリトリートの場を提供しています。

ワイル博士がよく口にしていたのが、optimum health（オプティマムヘルス）、「その人にとっての最適な健康」という言葉でした。アメリカでは20年ほど前から、マインドフルネスやウェルネスに続く健康観として位置づけられ、

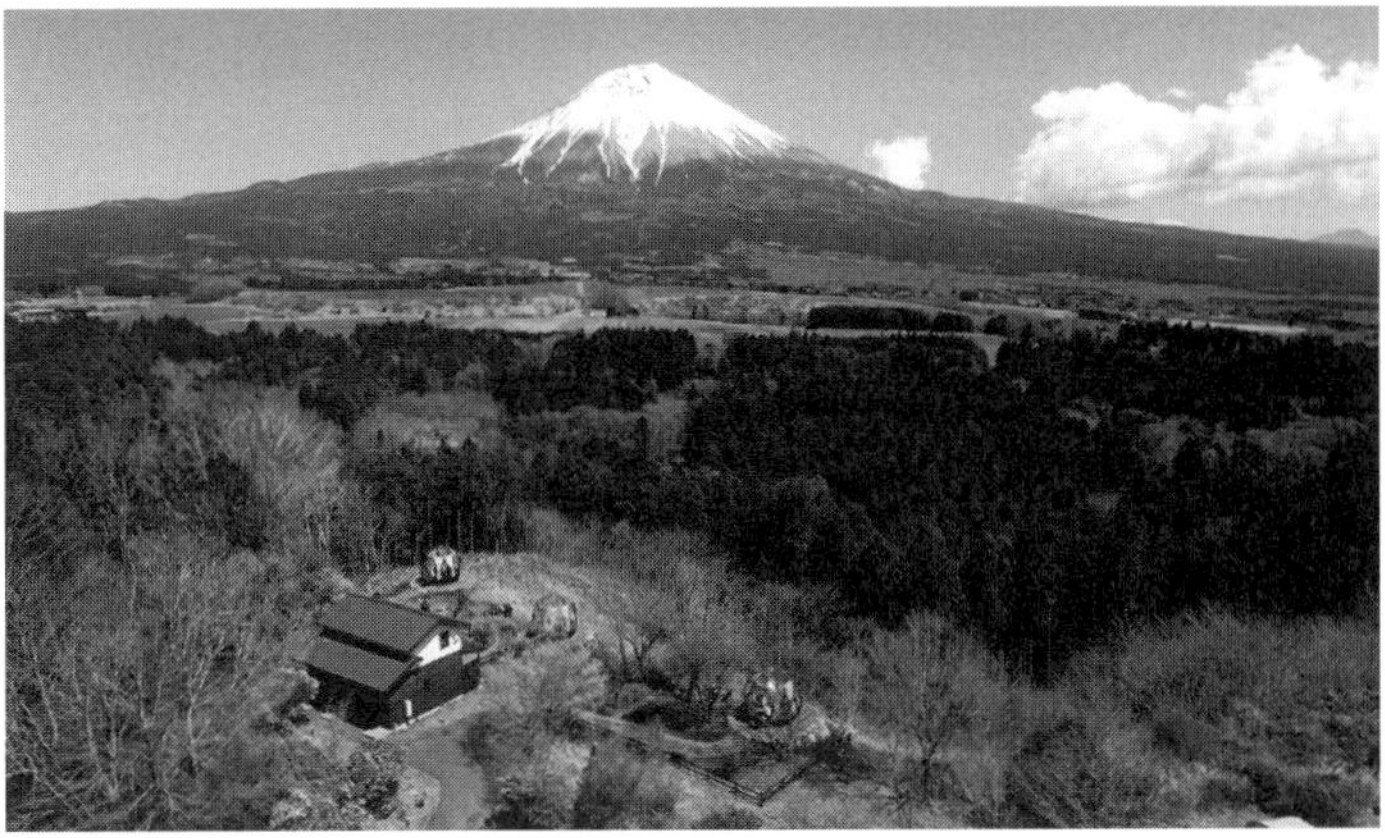

雄大な自然が広がる朝霧高原。ここに「朝霧高原診療所」を開設し、「日月倶楽部」「富士山静養園」という2つのリトリート施設も運営。

定着してきています。

オプティマムヘルスは、「誰かにとってのよい健康法は自分にも適しているのか？」「その健康法は自分の生き方にもマッチしているのか？」と問い直すきっかけにもなる健康観ですが、標準化や横並びを好む国民性なのか日本ではあまり浸透していません。しかし、東日本大震災や新型コロナウイルスなどにより、人それぞれのライフスタイルや多様性を尊重する社会になってきたいま、個別の健康を追求するオプティマムヘルスは重要な視点になるのではないかと考えています。自分に合った健康法や生き方をそれぞれが見つけ出していく時代なのだと思います。

オプティマムヘルスを実現するには自分の軸をしっかりと持ち、誰かがつくった正解を目指さないということが大事です。最適な健康状態は、それぞれの人の生活環境、年齢、文化、価値観によって異なります。滞在プログラムを紹介した部分で、「森には正解がない」と述べたように、正解はそれぞれの人が、それぞれの方法で物事を追求した先に見えてくるのです。「これがよい」という絶対的な正解があるわけではなく、人それぞれ、目指す正解が違うということです。

それは、人生も同じです。人生は人それぞれ違います。世界には80億4500万人の人々が暮らしていますが、一つとして同じ人生はありません。みんなが自分の正解を目指して生きているのです。つまり、オプティマムヘルスの真の目的は健康になることではなく、自分に合った最適な人生、オプティマムライフを送ることなのです。その手段として、オプティマムヘルスがあるのです。

オプティマムヘルスの先にあるオプティマムライフを実現するために必要なのは、自分を知ることです。都会での多忙な日常に心身をすり減らしている人がオプティマムライフを手に入れるには、都会から離れて自分自身を癒やし、本来の自分を取り戻すことが不可欠です。つまり、リトリートに出かけることです。自然の中へ入り、自然と向き合うことで、自分自身を感じ、英気を養うことができます。そこで自分の心の奥底を見つめ直し、いま、自分が置かれている状況を客観的に把握します。それが、マインドフルネスです。自分自身に気づき、自分らしさとは何かを確認します。それによって、オプティマムヘルスやオプティマムライフに気づくことができるのです。

そして、都会に戻って仕事や生活を続け、心身がすり減ってきたと感じたら再びリトリートへ出かけます。このサイクルを繰り返すことによって、自分をより深く知り、自分の人生にとっての正解が何かを導き出すことが

3つの循環

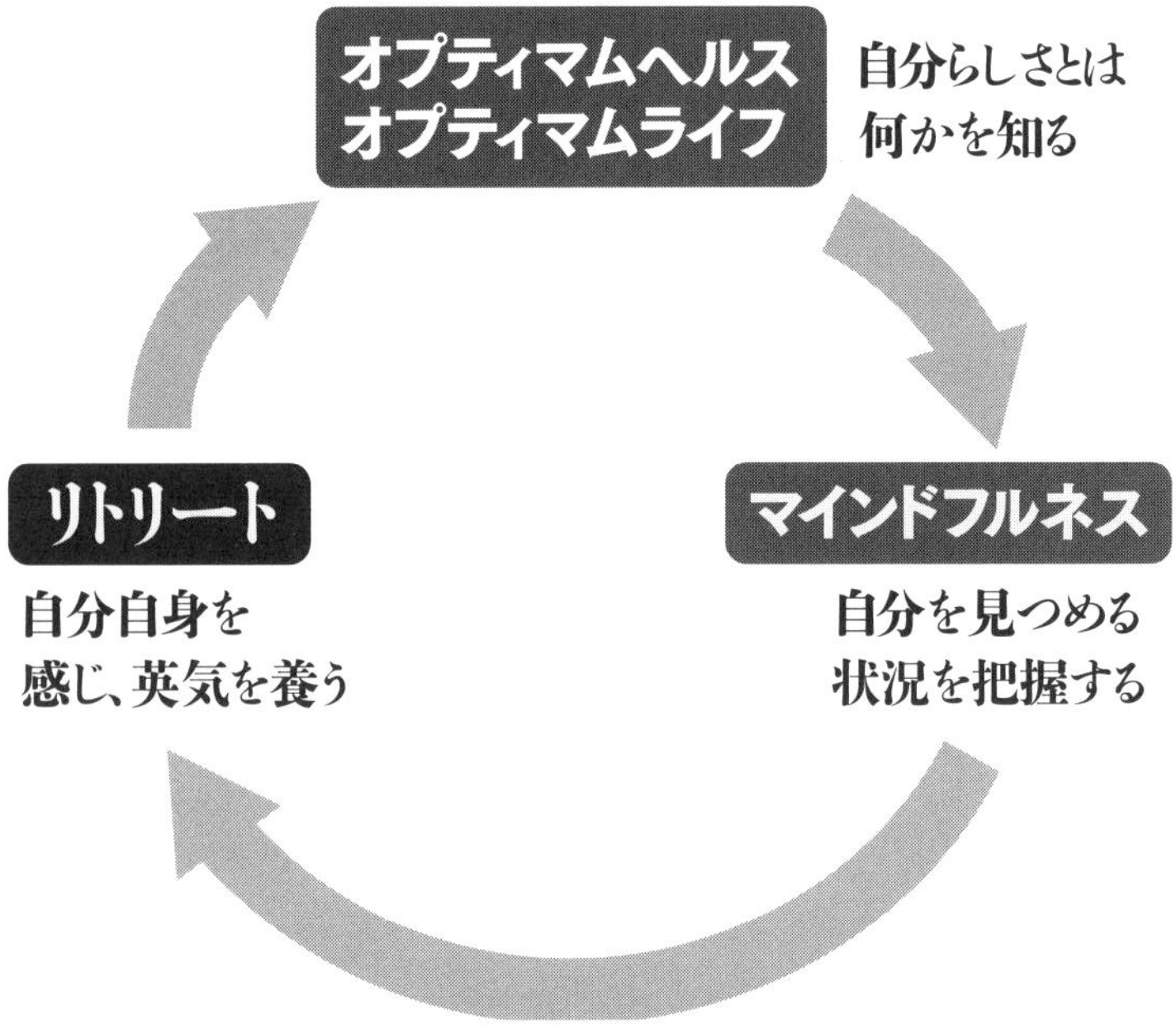
オプティマムヘルス
オプティマムライフ
自分らしさとは
何かを知る
マインドフルネス
自分を見つめる
状況を把握する
リトリート
自分自身を
感じ、英気を養う

できるようになるのです。そうなれば、誰かの正解や成功を真似したり、追い求めたりしようという気持ちはなくなり、自分にとっての最適な健康であるオプティマムヘルスと、自分にとっての最適な人生であるオプティマムライフを目指そうという気持ちにあふれてくるのです。

自分に合ったリトリートを見つけ、このサイクルを繰り返すことでオプティマムヘルス、そして、オプティマムライフを手に入れましょう。

6 森が高める感応的集中

リチャード・ルーブは著書『あなたの子どもには自然が足りない』（早川書房）の中で、哲学者・心理学者のウィリアム・ジェームズが提唱した「指向的集中」と「感応的集中」（無意識の注意）について述べています。人には物事に対して二種類の注意や集中のしかた、指向的集中と感応的集中があるという論です。そのジェームズから影響を受けたスティーブン・カプランとレイチェル・カプラン夫妻は注意力回復理論を唱えています。「無意識のうちに集中力を発揮するような環境のもとでは、『指向的集中力』をひと休みさせることができる。それは同時に、環境が人を無意識のうちに感応させる、魅力あるものだということでもある」と述べています。

さらに、スウェーデンのウプサラ大学の研究では、大自然の中でトレッキングに参加したグループは、その後の校正作業の効率が上がったり、イリノイ大学の研究では、舗装された屋外や屋内での遊びの後に比べ、自然の緑のある場所での遊びの後では、ADD（注意欠陥障害）の子どもが何かを考えたり、集中したりする度合いがはるかに高いという結果が得られているようです。

都市のビジネスマンは、毎日の通勤で同じ地下鉄に乗ります。ホームへ降りる階段は、昨日も今日も角度、段数、幅、硬さはすべて同じです。毎朝同じ階段を上り下りすることによって疲弊に陥りやすくなってしまいます。それが指向的集中です。

一方、自然の中では感応的集中が働き、体が勝手に反応します。森の道には木の根が張り出していたり、昨夜の雨で地面が濡れていたり、この前はなかった大きな石が転がっていたりとイレギュラーなことが頻繁に起こります。そんな道を歩くと、つまづきそうになったり、自然と体が傾いたりしますが、倒れないように体がバランスを取ろうとします。この筋肉を使って傾きを戻そうと意識してバランスを取っているわけではなく、体が勝手にバランスを取り、平衡感覚を保とうとするのです。それが感応的集中です。同時に認知能力も養われていると思います。

都市生活での注意のしかたは、ほとんどが指向的集中です。アスファルトの道は平坦で、森の道のように変化に富んではいません。スマートフォンをいじりながらでも歩けます（いじってはいけませんが）。森の道でスマートフォンをいじっていたら、おそらく木の根につまずいて転んでしまうでしょう。自然が持つ、人を感応させる要素は「感応的集中力」を増し、元気を回復する作用があるのです。

7（　）＋（　）＝10

アンドルー・ワイル博士が主催するプログラムを受講していたとき、ある先生から「日本人には哲学的思考が足りない気がする」と言われました。その一つの背景として、子どもの頃の教育があるのではないかと思います。たとえば、日本的な算数の問題は、（　）＋1＝10の（　）に入る数字を答えなさいというものが多く、答えは9しかありません。

一方、ヨーロッパの算数はこうです。（　）＋（　）＝10の（　）に入る数字を答えなさい。すると、ある子どもは7と3、ある子どもは5と5と答えます。理由を尋ねると、「うちの庭には大きな木が10本あって、ポプラが7本とイチョウが3本だから」と答えます。「僕にはいとこが10人いて、男が5人、女が5人だから」と答える子どももいます。もちろん、ふたりとも正解です。自分の生活と近いところで答えを見つける楽しさや、正解は一つではなく10人いれば10通りあるという社会の多様さを学ぶことにもつながります。

（　）＋1＝10は、9を入れないと「間違いです」と指摘されます。それは、「従順な消費者を育てるにはいい教育だね」とその先生は言います。決まっている正解を追い求めるだけの教育。次々に問題を出され、問題制作者の意図する通りの正解を次々に答える。算数だけでなく、国語も社会も理科も音楽もあらゆる教科で（　）＋1＝10的な問題を解き続けていると、哲学的思考が足りなくなるのは当然なのかもしれません。

今年の流行色はグリーンとなれば、街に緑色の服を来た人々があふれたり、テレビ番組で「ヨーグルトが体にいい」と有名タレントが紹介すると、翌日のスーパーの棚からヨーグルトが消えたりします。（　）に（グリーン）や（ヨーグルト）と正解を書き込む従順な消費者が大勢いるからです。

人が決めた正解に追随するのではなく、（　）＋（　）＝10的な問題を解くことで多様な考え方や組み合わせ方、ものの見方があることを知り、生きるための柔軟性を身につけるほうが教育として「正解」なのではないでしょうか。自分にとって本当に必要なもの、大切なことは何なのか、冷静になって考える習慣や力を子どもの頃から身につけてほしいものです。

森の中には正解はないと述べました。逆に言えば、すべてが正解とも言えます。森の中では、自然の中では、誰もが正解なのです。自分に合ったそれぞれのリトリートを実践することで、自分の「正解」を見つけましょう。

8　五感を開き、網様体賦活系を活かす

こんな経験をしたことはありませんか？

たとえば、ハーブに興味を持ち出したり、アロマセラピストの資格を取

ろうとして講座に通い始めたりしたとき、電車の中吊り広告に書かれているハーブやアロマといった文字がやたらと目に留まったり、ハーブや精油の話をしている人の会話がずっと耳に入ってきたり。いま、とても興味深いことがあり、それについての情報を脳が自動的に集めようとして、情報が目に留まったり、耳に入ってきたり。「ハーブ」や「アロマ」に限らず、「転職」とか「二拠点生活」でもかまいません。いま、自分が強く意識していることに関して、その情報がやたらと目や耳に飛び込んでくるという経験です。

それは、脳幹にある網様体賦活系という機能が活発に働いているからです。

網様体賦活系は、自分の興味や関心のある事柄に関する情報を無意識のうちに取捨選択し、集めようとする「フィルター」のような役割をしています。逆に、興味や関心のない事柄に関して、網様体賦活系は反応せずスルーします。すべての情報を集めようとすると、脳に膨大な負担がかかってしまうので、情報を「フィルター」にかけ、必要なものとそうでないものを、ほとんど無意識のうちに選んでいるのです。

「引き寄せの法則」という言葉でも使われ、人生の願望を叶えたいときにこの機能がフィーチャーされることもあります。「願うと叶う」というのは、網様体賦活系を活性化させると願い事に関する情報が無意識のうちに集められ、ある情報が有益に働き、願望が叶うために役立つことがあるからでしょう。

網様体賦活系を最大限に活かすには、視覚や聴覚など五感を開いておくことが重要です。情報をインプットするための感覚を閉じてしまっていては、何も入ってきませんからね。二拠点生活が流行っているから「してみようかな」ではなく、人生の目的があり、それに向けて二拠点生活が必要だと本心から思い、五感が開いていると、いい情報が入ってくるように思います。私の場合もそうでした。

五感を開くためには、森へ行きましょう。都会で生活をしていると、幹線道路を何台もトラックが連なって走っている光景を目にしますが、その歩道を歩きながら、深呼吸をしたり、耳を澄ましたりしたくはないですよね。リトリートに行って、森の中で大きく深呼吸をしましょう。そこで五感を開き、自分に合ったリトリートを実践し、網様体賦活系を活性化させましょう。有用な情報がどんどん入ってくる鋭い感性を取り戻すことができるはずです。

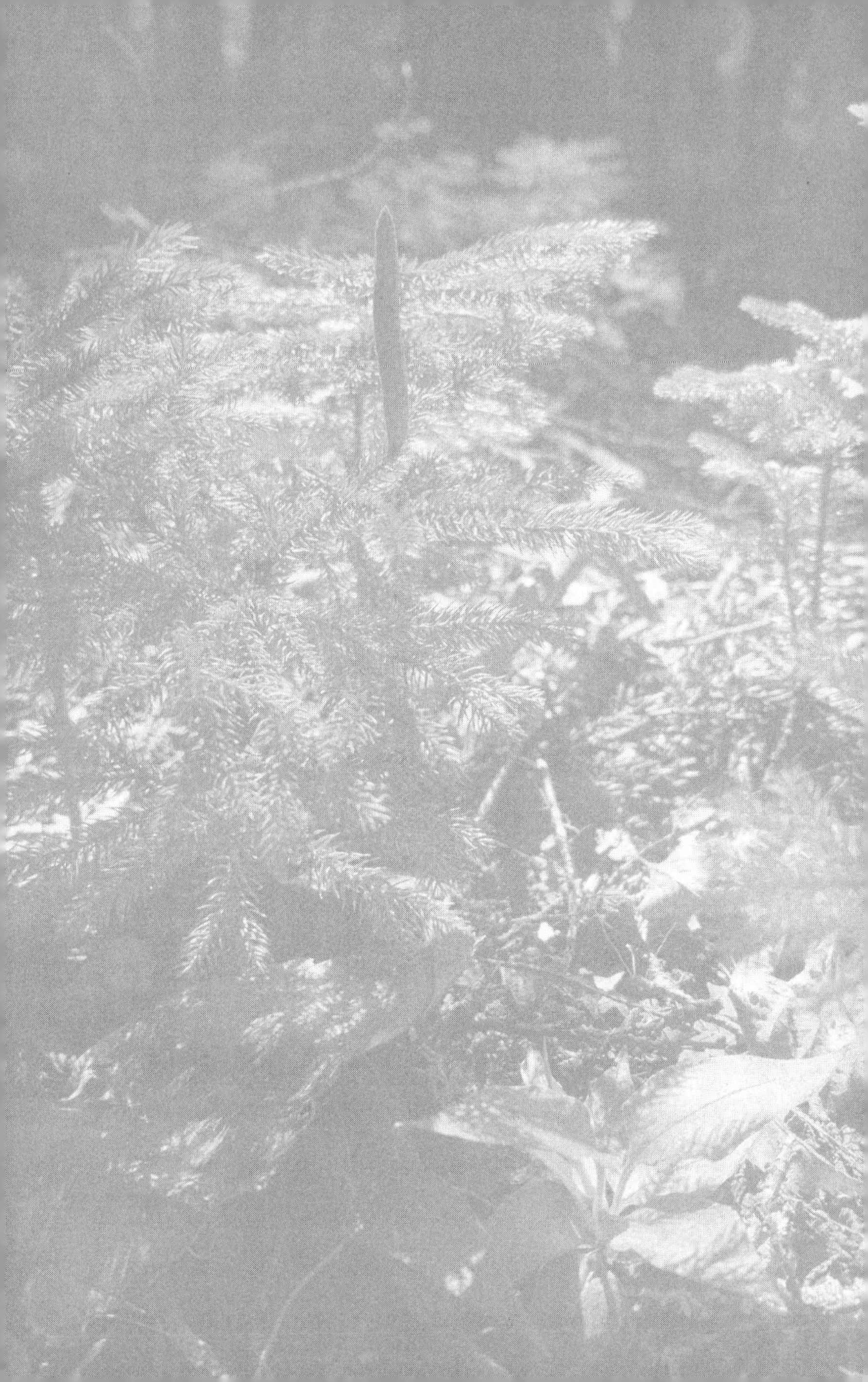

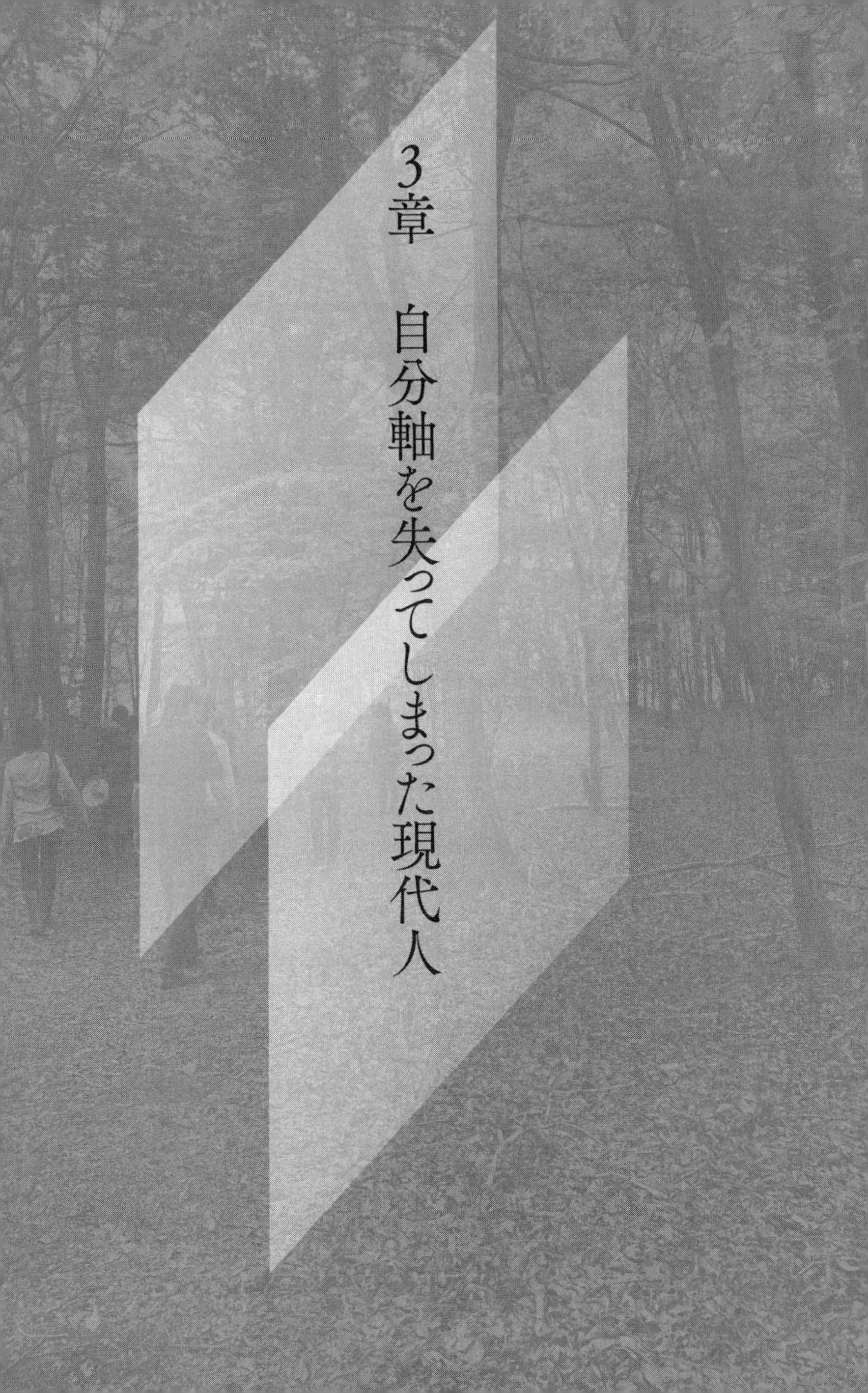

3章　自分軸を失ってしまった現代人

1　何役もこなす名女優・A子さん

『朝霧高原診療所』には、さまざまな悩みや不安を抱え、なんとなく体調が思わしくないという患者さんも訪れます。そういった患者さんは、とくに女性が多いです。仕事を持ちながら小さな子どもを育て、親の介護もして、地域活動も献身的に行っているような模範的な女性によく見られるパターンです。

その女性を、仮にA子さんとしましょう。診察室でA子さんの話を聞いていると、あるときはずっと妻としての自分を話し、あるときはOLとして会社に勤める自分のことばかりを話し、あるときは母親としての話が延々と続きます。またあるときは、娘としての話が止まらなくなります。そこで私は、「それは母としてのあなたの話でしょう？　それは娘としてのあなたの話でしょう？　そうではなくて、A子さんあなた自身の感覚としてはどうなのですか？」と尋ねます。するとA子さんは、「最近、そんなこと考えたこともありませんでした」と我に返ったような顔で答え、急に泣き出してしまったのです。

A子さんはなぜ泣いてしまったのでしょうか？　それは、妻役、娘役、母親役、OL役と、まるで名女優のようにいつだって「誰かの役」を演じていることで、自分自身に戻れない状態が続いていたからです。本来の自分に戻る時間も持ちたいけれども、家庭や社会がそれを許さない。責任のあるいくつもの役割をこなす多忙な日々の中で、本来の自分はいつもどこかに置き忘れている。そんな自分の存在にふと気づかされ、涙してしまったのでしょう。

映画の主役を張っている女優は、その役になりきります。その期間、他の映画やテレビ番組で別の役を演じることはなかなか難しいと聞いたことがあります。女優が一つの役を演じきる大変さを語っているのに、一般の女性が一人何役もこなすのは並大抵の努力ではないはずです。素の自分を感じる間もなく、常に誰かを演じる日々を過ごしているということは、「自分軸」が失われているということです。

そんなA子さんに私は、「2週間のうちの半日でもかまわないし、家族に嘘をついてもいいから、自分自身のための時間と空間を過ごしてください。携帯電話の電源も切ってしまって、あなたにとってのリトリートを実践してください」とアドバイスします。日常のリトリートでかまいません。総務省の「休み時間」の定義によれば、半日なら「私的時間」でしょう。ヨガや森林散策、趣味に打ち込むといった過ごし方をすることで癒やされ、本来の自分を取り戻すことができるかもしれません。

一人で何役もこなしながら生きているのは、男性よりも圧倒的に女性が多い印象です。私の友人で、一般社団法人自然治癒力学校の理事長を務めているおのころ心平さんのクライアントさんに、A子さんと同じような女性がおられたそうです。50代で、健康で、夫もいい人で、娘たちも立派に育ち、近所付き合いもきちんとできているけれども、常に肩が凝って、鼻水が出て、という症状が小刻みに表れていたというのです。

おのころさんが、「子どもたちも手を離れられたし、屋久島か石垣島か、遠くの島へ遊びに行ってみてはいかがですか?」とお勧めしたところ、夫も「自分がいたら気を使うだろうから一人で旅しておいで。費用は出すから」と言ってくださって。女性は喜んで石垣島に出かけました。すると、驚いたことに小刻みに表れていた症状が全部消えたそうです。ただ、都会に戻ってきたら、以前のようにまた症状は表れるようになってしまったのですが。それでも、「自分に戻れた。役割から解かれて、非日常を味わって、体が喜んでいるのがわかった」と笑顔で話されたそうです。

これこそがリトリートです。非日常を味わえる場に体ごと移動することで本来の自分を取り戻すことができる。A子さんにも、自分を取り戻し、自分軸を整え直せるリトリートに出かけることをお勧めしています。

2　自分がわからない現代人

A子さんのエピソードから思い至るのは、私たち現代人は「自分のために生きることができているか」という疑問です。仕事に、子育てに、親の介護に、地域社会のためにと東奔西走し、日々忙しすぎて、自分の時間を生きることができていない人が大勢おられるのではないでしょうか。自分のためではなく、誰かのための時間を生きるのも献身的で素晴らしい人生ではありますが、もしも自分の身に何か異変が起こってしまったとき、自分を守ることができるでしょうか。

常に人のことを考え、人のために行動していた人は、突然、自分の身を守らなければいけない状況に陥ったとき、何をどうすればいいのかわからず、危機的状況を乗り越えることができないかもしれません。自分という軸をつくってこなかったせいで、というより、相手の軸をつくることばかりしてきたせいで、自分に目を向けたとき、何をどうすればいいのかわからないという人が多いのです。

いざというときにも地に足をつけてしっかりと立つことができる力や術を養い、自分の軸を見出しておくことが大切です。

自分軸を見出し、整えるためには、やはり自然の中に足を踏み入れることをおすすめします。海へ行ったり、山や川へ行ったり、里を訪れたり。なんとなくでも構わないので、「なんか心地いいな」と感じられる場所を見つけて、そこを自分のリトリートとして、心身を養生する場にしてみたらいかがでしょうか。

もちろん、動物や虫はあまり好きではないから自然の中へでかけるよりも、鉄筋コンクリートのマンションの中で過ごす方が安心という人もいるでしょう。無理に自然の中に出かけることはありませんが、もしかすると自然の中での経験が少ないからそう思い込んでいる人もいるかもしれません。都会の中の緑のある公園から始めて、少しずつ自然体験を増やしていくことで、本来の自分を見出すきっかけになることもあるでしょう。

自分軸を見出すということは、自分で物事の答えを出し、納得できる力をつけるということです。いま、それができる人が少なくなっているような気がします。生き方にしても、「これが成功者の証」だと書かれたハウツー本を真似したり、誰かが敷いたレールの上さえ歩いていれば失敗はしないだろうと、安全な道ばかりを選んだり。そうではなく、誰の真似をするでもなく、自分が敷いた道を自分の足で歩いていく、力強い人生を歩みたいものです。

名優だった樹木希林さんの語録で、「おごらず、人と比べず、面白がって平気に生きればいい」という、私の好きな言葉があります。「人と比べず」というところは本当に大事だと思います。

私は大学病院の世界から飛び出し、富士山の麓で地域医療に従事しています。当時の同級生たちからは「山本は終わった」なんて思われたりもしましたが、私としては人生を「面白がって平気に生き」ることができて幸せです。これが、私のリトリートです。毎日、とても心地よく暮らしています。皆さんも自分自身のリトリートを探し、見つけてほしいです。

自然を舞台に行われているリトリートのプログラムはたくさんあります。農業体験もリトリートになりますし、釣りやキャンプを楽しむこともリトリートの一部やきっかけになり得ます。私が運営している『日月倶楽部』でもさまざまなプログラムを企画して、自然の魅力を感じ取ったり、自分軸を見つめ直したりできるようお手伝いしています。先述したように、自然は「宝の山」です。細かなルールを設けず、自由に、森や川や海や空との対話を楽しんでほしいですね。

そして、できるだけたくさんの自然を訪れ、「自分に合うリトリートはここだ」と、なんとなくでも感じる場所が見つかれば、そこに何度か通ってみるのも自分のリトリートを見出すための一つの方法です。季節によって表情や環境が違うので、一つの季節だけでなく、四季を通じてどんな場所か知っておいたほうがいいでしょう。焦らず、時間をかけて、異なる自然との出会いを楽しみながら、自分軸に合ったリトリートを見つけてください。

3 不確実な時代にはOODAの考え方が必要

私は産業医として、ビジネスパーソンと対話する機会があります。仕事に追われる忙しい日々を送っているビジネスパーソンは、体調の変化も見過ごしがちです。そんなとき、体を会社に、健康維持をビジネスに置き換えて考えてみると、適切な対応策が得られるかもしれません。

ビジネスを成功させるためには、最終的な目標を設定することが重要です。それは、利益がたくさん得られる最高の状態であり、健康の面においてはオプティマムヘルスと言えるのではないでしょうか。

自分の中に最終目標を設定することができたら、「どうすればいまの状態をよりよいものにできるのか、つまり、体調を改善できるのか」と考えるはずです。「改善」という言葉から、「PDCAサイクル」が頭に浮かんだビジネスパーソンも少なくないでしょう。「Plan（計画）」、「Do（実行）」、「Check（検証）」、「Action（改善）」の頭文字からつくられた言葉で、1950年代に「品質管理の父」と言われたアメリカの統計学者、W・エドワーズ・デミングが提唱した品質管理や業務管理などを改善するための方法論です。

サイクルですから、このP、D、C、Aを繰り返すことで業務が継続的に改善できるとして、企業で盛んに実践されました。

これを、健康管理に取り入れるとどうなるか。「P（計画）＝どのような治療または健康法が適しているかを考える」、「D（実行）＝計画に沿って治療または健康法を実行する」、「C（検証）＝その方法が自分に合っているか、効果が出ているかを検証する」、「A（改善）＝計画どおりに行えていないこと、効果が出ていないことを調べて改善する」という内容になるでしょう。

ただ、ビジネスの現場でも指摘されたことですが、「PDCAサイクル」は繰り返し行うことで結果が得られる方法なので、時間がかかりすぎることがデメリットです。健康に置き換えた場合も、刻々と変化する体調に対応できないということになりかねないのです。

テクノロジーの進化によって社会はどんどん複雑になり、将来の予測も難しくなっています。この状況は、「Volatility（不安定さ）」、「Uncertainty（不確実さ）」、「Complexity（複雑さ）」、「Ambiguity（曖昧さ）」の頭文字を取り、社会の「VUCA化」と呼ばれています。まさにコロナウイルスの世界的な蔓延などはその典型ですが、先行きが不透明で、この先何が起こるのか予測がつかない時代に、計画を立て、実行し、効果があるかどうかを確かめ、必要な改善を行うという「PDCAサイクル」は、時間がかかりすぎるという理由で無力化してきています。

そこで、新たに注目されるようになったのが、「Observe（観察）」、「Orient（状況判断）」、「Decide（意思決定）」、「Act（行動）」の頭文字を取ってつくられた言葉である「OODAループ」です。アメリカ空軍のパイロットであるジョン・ボイドが考案した、刻々と変化する状況に対して臨機応変に対応するための手法です。瞬時の判断が必要となる軍事行動における意思決定を対象としていて、スピードや機動性が重視されています。

これを健康に応用すると、次のようになります。

O（観察）＝いまの体調を客観的に見る。
O（状況判断）＝観察した結果を分析して、自分の体がいまどんな状況なのかを知る。
D（意思決定）＝何をすればいいか、できるだけ具体的に決める。
A（行動）＝決めた方法を実行する。

たとえば、頭がぼーっとするとき、PDCAの考え方では、「風邪かもしれないので薬を買って飲んだ」「薬は効果がなかった」「次はマッサージを受けてみようか」とさまざまな改善策を試しますが、時間がかかるばかりでなく、問題の本質から逸れてしまいかねません。

一方、OODAでは、「数日間の生活を振り返ったところ、睡眠不足が続いていることがわかった」「睡眠時間を確保することがベストと判断」「休みを取ろう」「休暇を取り、何もせず家でゆっくりと過ごした」となります。

情報があふれ、どうすればいいのかと迷いが生まれやすい時代ですが、自分の体調や状況を正しく観察したうえで、何をすればいいか決め、すぐに実行することで、最適な健康状態を手に入れ、自分軸を定めてほしいと思います。

4　ESGを個人レベルで考える

自分軸を確保するためには、OODAの手法を健康に置き換えて実践してほしいと述べましたが、ESGの観点から健康を捉え直す方法も試していただきたいと思います。

数年前からＳＤＧｓ（Sustainable Development Goals／持続可能な開発目標）が注目され、企業や自治体、団体、さらには個人でも実践されています。世界中で起こっている環境や人権、格差など17の課題を誰一人取り残すことなくみんなで解決していこうという国連が主導する国際目標です。関連して、投資家が企業の価値、将来性、存在意義などの指標にしているのがＥＳＧ（Environment＝環境、Social＝社会、Governance＝内部統治の頭文字）です。ＳＤＧｓが目標で、その目標を達成するための手段がＥＳＧとも言えます。


ＥＳＧという健全な会社をつくるための考え方を、個人の健康維持に取り入れてみてはいかがでしょう。「体のオーナー」である自分自身が、自分という会社の目標や規模に応じて、①自分自身である会社を取り巻いている環境に配慮し、②地域社会との関わりや貢献を大切にして、③自社の特性を把握、認識しながら、体を「経営」するのです。

そうすることで、「自分とは何か？」「自分はどうしたいのか？」と問い直すきっかけとなり、自分自身を知ることができ、自分軸を明確に把握することができるようになるのです。ESGは投資家が企業の将来性を読み解くための評価軸の一つですが、個人の体に置き換え、健康を評価することもできるのです。

企業の業績は、個人の体調に置き換えられます。業績（体調）がいいときもあれば、悪いときもあります。業績が落ち始めたときは、何らかの対策が必要になります。体調も同じです。誰が対策を講じるかと言えば、最高責任者のオーナーでしょう。

体調の場合は、皆さん自身です。体調が悪く、熱が出て、頭が痛くなってきているのに、「2、3日様子を見てから判断しよう」では遅いはずです。「いまは時間がないから対策できない」「しかたがない。まあ、大丈夫だろう」と言い訳をつけて放置していたら、体調はどんどん悪くなります。いよいよ放っておけない状態になってから病院に行くと、「なぜ、こんなになるまで放っておいたのですか」と医者に叱責されるに違いありません。これでは、オーナー失格です。

E（環境）では、食材やエネルギーなどを自給自足する努力をしているか、太陽の動きや四季など自然のリズムに準じた生活をしているかなどが問われます。S（社会）では、地域社会と関わりを持ち、貢献しているか、自分の心身を癒す場所や時間があるかなどがポイントになります。G（内部統治）では、自分の健康状態を数値で把握し、健全な生活に生かしているか、目標や方向性が明瞭で、それに合致した仕事や生活をしているか、長所や短所、得意なもの不得意なものを把握して生活しているかなどに着目したいところです。

とくに「G」について、オーナー（自分自身）は常に社内（体）に目を行き渡らせておくことが重要です。それが大切な「体」を預かるオーナーの仕事です。少しでも体調が悪くなってきたら、対策を講じるか、早めに病院に行くことがオーナーとしての責務なのです。ESGの観点で配慮ができていない会社は、投資家からリスクがあるとみなされ、投資を受けることができなくなります。

自分軸を確保し、投資家から注目されるようになるために、ＥＳＧの考え方を取り入れてみてはいかがでしょうか。

5　ブレない自分軸をつくるために

改めて、自分軸とは何かを考えてみます。

健康には夢や目標、楽しみなどの要素が重要であることを述べてきました。これらに向かって進む道のりやベクトルが、自分軸です。ワクワクするような気持で、自分の心に偽りなく活動でき、社会に貢献できている実感を得られていることによって、自分軸がつくられているのだと思います。

その前提として、健康の維持が必要なのです。

自分の軸ですから、誰かがつくった価値観や、成功の証といったものに迎合せず、自分がブレないことが重要です。ただ、頑なに自分を押し通すのではなく、年齢や社会環境の変化などに臨機応変に対応する姿勢も大切です。

自分軸は、基本的に独りよがりでもいいのですが、私は近江商人の精神「三方よし」の経営（「売り手よし」「買い手よし」「世間よし」の3つを意識することで、それぞれが相乗効果を生み出すこと）が、自分においても重要だと考えています。周囲に配慮しつつ、自分を貫く生き方は素敵だと思います。

自分軸を持ち、ワクワク感のあることをする、社会や地域に貢献して自分の存在意義を実感して、「自分にとって、最適な健康バランスを考える」ことが重要なのです。そして、自分の五感を開かせてくれるような場（リトリート）に時々身を置く。そこで、自分を見つめなおす（マインドフルネス）ことによって、自分軸からのズレを感じたり、修正したりする。日々の生活で、自分らしい生活、健康習慣を続ける（オプティマムライフ）サイクルをつくり、より良く循環させていくことが、自分に適した健康や人生を送る秘訣だと考えます。

人間をはじめ、生命あるものには必ず「死」が訪れます。そして、あの世があるのであれば（私はあると確信しています）、そこへ行くまではイキイキと、自分なりの生き方を貫きたいと思っています。

自分軸を養い、整えるには、リトリートが必要です。認知能力を高める環境であったり、体験だったり。忙しすぎて、誰かほかの人の時間を生きている人は、自分を見つめ直し、自分の時間を生きるように軌道修正してみてください。自分の時間のなかで、環境に適応する力を鍛えたり、人間関係を円滑に進める術を身につけたり。自然というリトリートに身を置き、自分はどっちの方向へ向かいたいのかと自問自答しながら、自分軸を明確に定めてほしいです。

6 能動的なリトリートという発想

リトリートを「癒やされる」という受動的なものとして認識している人が多いかもしれませんが、そうではなく、積極的に自然の中へ入っていくことで認知能力を上げる能動的なものとして捉えてみてください。リトリートで自分の心身をアップデートするんだという、前向きな姿勢で出かけてほしいです。

そこで、大切な要素となるのが自然です。たしかに、コンサートに行ったり、ショッピングを楽しんだり、趣味に没頭したりして気分をリセットすることはできるでしょうけれど、認知能力を向上させるという点では自然と触れ合うこと、自然と向き合うこと以上に効果が得られるものはないと考えるからです。

私が自然をおもしろいと思う理由は、それが自由だからです。

小学生の頃に感じたことですが、国語の試験でよく、「これについて、作者はどう考えたか答えよ」という問題があります。私が「きっと作者はこう思っているに違いない」と自信満々に答えを書くと、「それは間違いです」と先生は指摘するのです。明治や大正時代を生きた作者なのに、先生は「作者はこう考えたから、こう書いたのです」と、まるで作者に聞いてきたかのように言うのです。私は内心、「本当かな」と疑いながら、自由に答えられないつまらなさを感じていました。

美術の時間も、目の前のものをそのまま描く写生は嫌いでした。自分で勝手に想像して自由な発想で描く絵なら楽しく描くことができました。プラモデルも苦手で、レゴブロックのような自由に形をつくっていける玩具のほうが好きでした。私は子どもの頃からそういう性質だったので、いまでも自然の中に入ると気分がワクワクして、「どこへ行こう?」「何をつくろう?」と、自由に思いをめぐらせて過ごしています。そんな自然の自由度の高さが好きだし、それがおもしろいと思う理由です。

学校での勉強や会社での仕事の評価基準において、「自由度が低い」と感じているのは私だけではないはずです。評価される側である生徒や社員も、学校や会社が決めた基準や評価に迎合している人が多い気もします。迎合することが学生であり、社員であると割り切って生きられる人はいいのですが、私のように本来の性質がそうではない人も無理やりその世界で生きることを強いられ、挫折感を味わい、ポテンシャルを発揮できないのでは、この国にとってももったいないことではないでしょうか。

「こうすると優秀だと評価される」「これが成功者の証」と、そんな、他人に決められた生き方を追いかける人があまりにも多いように思います。そうではなく、大切なのは自分軸です。「自分を保つ」という点でも、自分軸を定めることはとても重要なことなのです。でなければ、いつか「自分は何のために生まれてきたのだろう?」という疑問にぶち当たり、その答えを見いだせない人になりかねないのです。

自分軸を定める一つの方法は、非日常から日常を見る視点を持つこと。リトリートに行って、帰ってくる。この「行って、帰る」という行為がすごく大事なのです。

リトリートに出かけ、非日常の日々から自分の日常を見つめなおすことができると、リトリートから帰ってきて日常生活に戻ったときに、いろいろと気づくことがあるはずです。「自分は会社にやらされていたな」とか、「本来の自分から遠ざかっていたな」とか。一度外へ出てみることで、見えてくることは多々あるのです。リトリートは、そのための力を与えてくれるのです。

認知能力を上げ、自分軸を定めてくれる。それは、受動的なリトリートでは得られることはなく、能動的なリトリートだからこそ得られる力なのです。

コラム

「フェーズフリー」の延長にあるリトリートという防災対策

今年（2023年）は、1923年に起こった関東大震災から100年という節目の年です。9月1日は「防災の日」と定められ、多くの人が地震や台風など災害について考え、防災対策や備えを行う機会になっていると思います。

その日、さまざまなメディアから防災に関する情報が発信されていましたが、なかでも私が気になったのは、「フェーズフリー」という言葉でした。

どういう意味かというと、防災において、日常生活で使えるだけでなく、災害時にも使える商品やサービス、施設を利用しようというもので、一般社団法人フェーズフリー協会が推進しており、Webサイトには次のように書かれています。
「身のまわりにあるモノやサービスを、日常時はもちろん、非常時にも役立つようにデザインしようという考え方、それが『フェーズフリー』です。防災用品のほとんどは、ふだんしまっていて、非常時のみに取り出して使うものです。フェーズフリー品はちがいます。フェーズフリー品は日常時のいつもの生活で便利に活用できるのはもちろん、非常時のもしもの際にも役立つ商品・サービス・アイデアです」

こうした「フェーズフリー」の考え方以前に、「ローリングストック法」という考え方も提唱されていました。特別に防災用品を揃えるのではなく、ふだん食べているもの、たとえば、レトルトカレーやカップラーメン、ペットボトルの水などを多めに備えておき、日常生活で消費しつつ、もしもの災害が起こったときには多めに備えている食品を食べたり、避難所に持ち出したりして数日間をしのぐという防災対策です。その発展形が「フェーズフリー」だとも言えそうです。

あるメディアでは、東京都心の公園が、ふだんは子連れの家族の憩いの場になっているけれども、災害時には一時避難場所になるよう設計されていると紹介されていました。モノやサービスだけでなく、公園という「場」も「フェーズフリー」としてデザインされているのです。

ただ、災害時に短期間の避難場所として公園は役立つと思いますが、予想されている首都直下型地震のような大災害が起こり、数日間、さらには数か月間の避難を余儀なくされた場合は公園では事足りないかもしれません。

そんなときには、平常時から通い慣れている田舎のリトリートが役立ちます。平常時にも、非常時にも健康や命を守ってくれるリトリートを持つことは、「フェーズフリー」の考え方の延長線上にあるこれからの防災対策とも言えるでしょう。

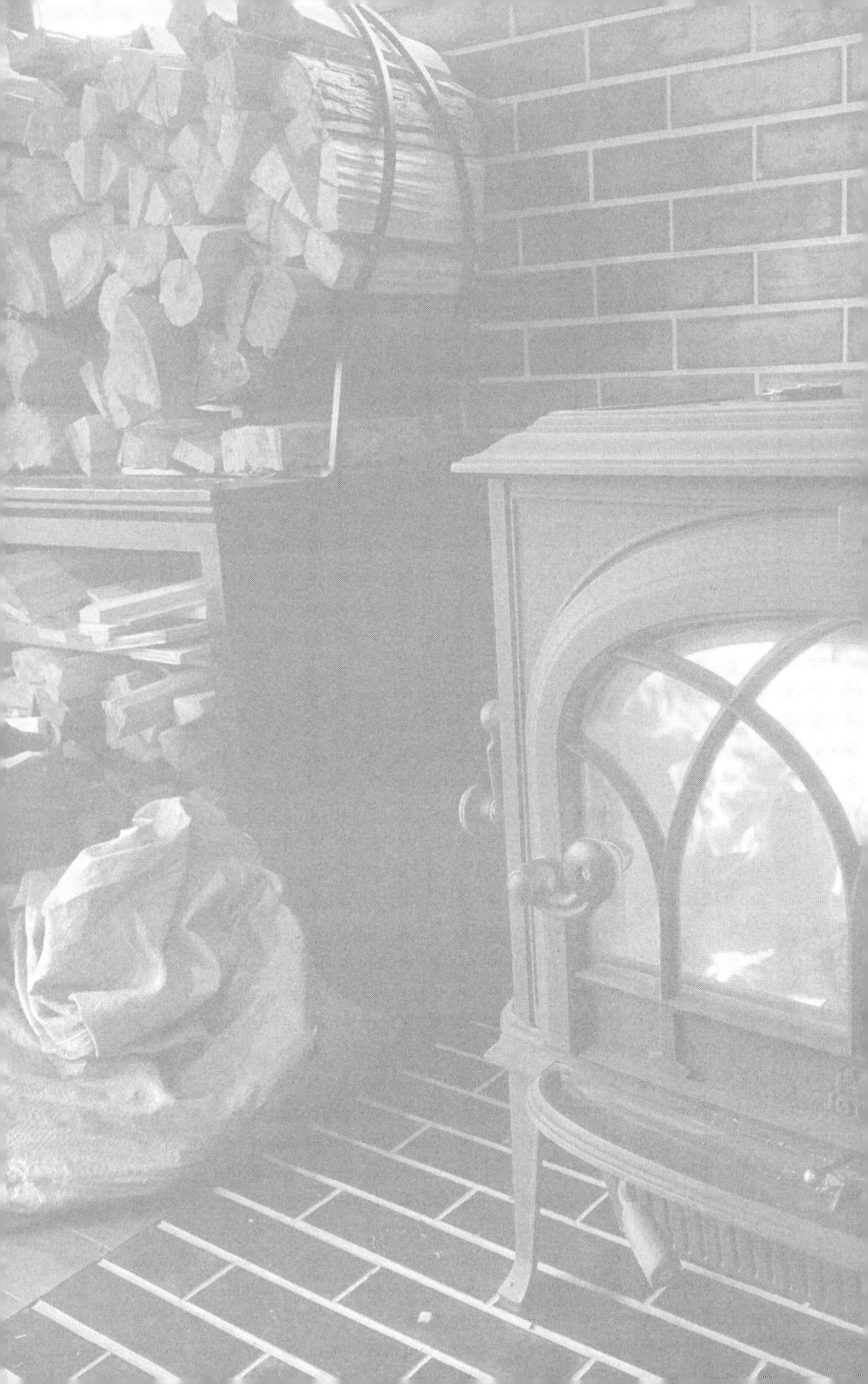

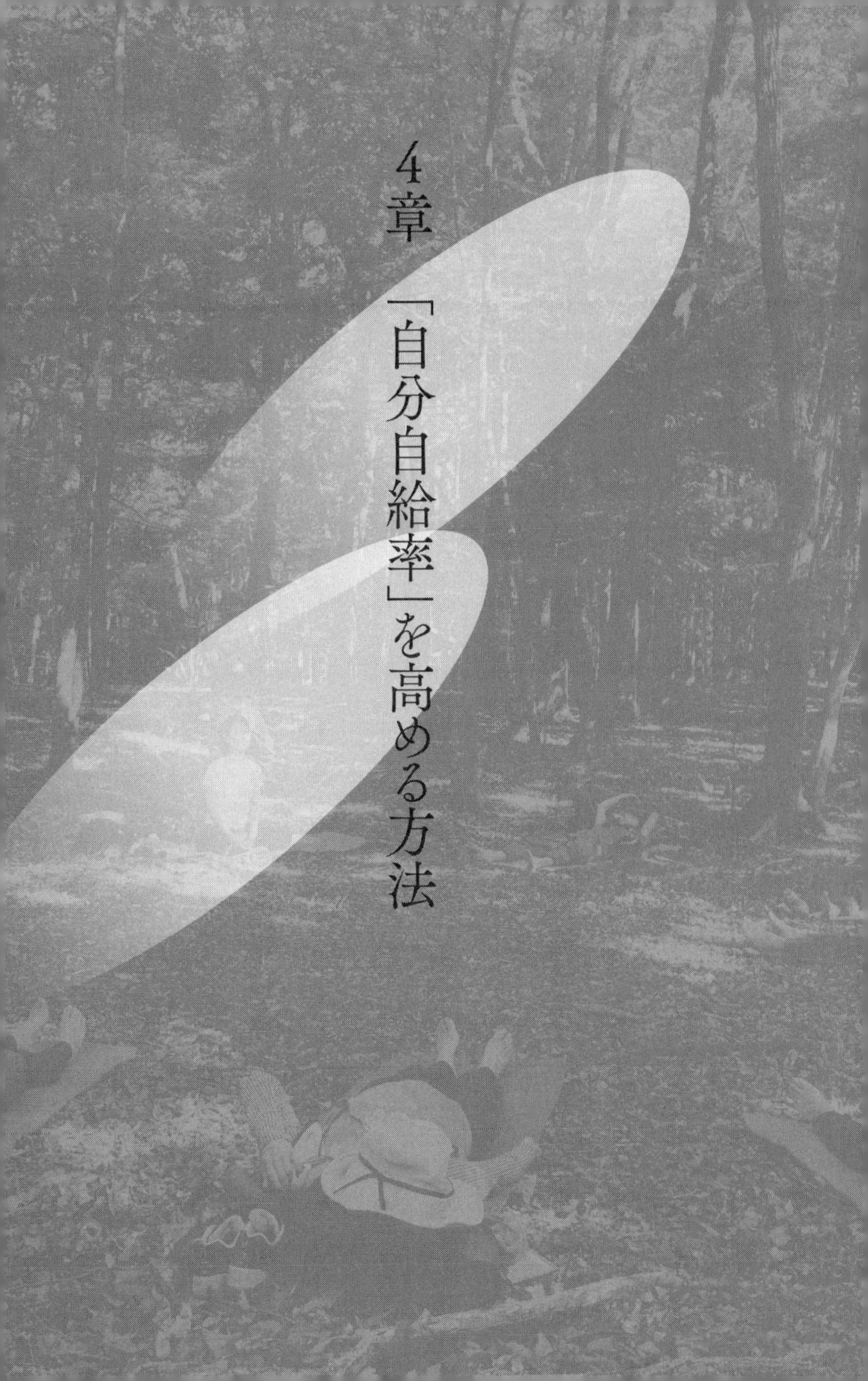

4章 「自分自給率」を高める方法

1　日本の食料自給率

2022年度の日本の食料自給率（カロリーベース）は38パーセントです。食料自給率とは、国内の食料全体の供給に対する国内生産の割合を示す数値で、カロリーベースとは、生きていくために必要なカロリー量に換算した数値のことです。この数値が高いか低いかは個人の考え方によって異なりますが、考慮しなければいけないのは、米や野菜、果樹、牛乳、牛肉、豚肉、鶏卵などを生産するために必要な種や肥料の多くを輸入に頼っているということです。

野菜の種の9割は輸入に頼っています。野菜自体の自給率は80パーセントあるのですが、もしも戦争や大災害が起こり、種や肥料の輸入が途絶えたとしたら、野菜の自給率はたった8パーセントになってしまいます。米は10パーセント、牛肉は9パーセント、鶏卵は12パーセントに落ち込みます。

そこまで計算に入れたとき、果たして38パーセントが高いと言えるでしょうか。東京大学大学院教授で、「食料安全保障推進財団」理事長でもある鈴木宣弘氏の著書『世界で最初に飢えるのは日本』（講談社）を読めば、38パーセントが高いとはけっして言えなくなると思います。高いどころか、本のタイトルにあるように、世界的な自然災害や有事が発生したとき、真っ先に食料不足となり、国民が飢餓状態に陥るのは日本だというのですから、38パーセントという数字に惑わされず、種や肥料、飼料の輸入も考慮した「真の食料自給率」に目を向ける必要があることに気づかされます。単純に考えたら、10人のうち9人は飢えるという事態に陥るのですから。

要するに、日本は自国の農業や畜産業、漁業だけではとうてい国民を養うことができない国だということです。なぜ、そんな国になってしまったのでしょうか？

『世界で最初に飢えるのは日本』にはこう書かれています。

「日本の食料自給率が下がった最大の原因は、貿易自由化と食生活改変政策である。自動車などの関税撤廃を勝ち取るために、農産物の関税引き下げと、輸入枠の設定を、日本の農業は強要されてきた。そこに、アメリカやヨーロッパが、輸出のための補助金をジャブジャブ出して、ダンピングを仕掛けてきたのだから、たまらない。日本の農業は壊滅的な打撃を受けてしまったのである。第二次大戦後、米国は日本人の食生活を無理やり変えさせてまで、日本を米国産農産物の一大消費地に仕立てあげようとした。そのために、さまざまな宣伝・情報工作も行われた」と。

第二次大戦に敗戦したことと、日本政府の政治力の頼りなさが、38パーセント（真の自給率はさらに低い）という数字に表れているように思います。

食料自給率を考えるとき、どういった種で作物を育てるかという点も重要になってきます。

「F1種」という言葉を聞いたことがありますか？　品種改良によって作

り出された、味がよく、病気にも強いというメリットのある種ですが、今年収穫した作物の種を採り、翌年植えて育てようとしても、同じように味がよく、病気に強い作物はできません。したがって、F1種の種は毎年新しい種を購入し続けなければいけないというデメリットがあります。野菜の生産者でありながら、種を買い続ける消費者でなければいけないという構図ができてしまっているのです。

そんな海外産のF1種が、日本の農業市場を席巻しています。F1種が悪いと言っているのではなく、それだけでいいのかと言いたいのです。農業や食においてもSDGs（持続可能な開発目標）を目指すなら、F1種だけでなく、代々形質を受け継いでいる固定種（在来種）の種を使った有機的な作物の栽培にももっと取り組むべきでしょう。

私たちも、たとえ家庭菜園であっても、自分や家族、友人の口に入る野菜の種や苗がどこでつくられたものか、知っておきたいものです。食べ物を自給するのですから、自家採種をするなど、元となる種や苗も可能な限り自給したいですね。

2　日本という城が兵糧攻めに遭う

戦国時代の戦法の一つ、兵糧攻め。籠城した敵軍を城の外から包囲した後、力づくで攻めることはせず、城内への食料の搬入路を断つことで敵の兵士や馬を飢えさせ、降参させるという、織田信長の家臣だった羽柴(後の豊臣)秀吉が得意とした残酷な戦法です。武器を手にして戦わないことで、味方の兵を失わずにすむし、城を傷つけないで手に入れることができることが兵糧攻めのメリットです。

有名なのは、秀吉による三木城や鳥取城の兵糧攻めです。長期間、食べ物や飲み物の搬入路を寸断された城内では、備蓄していた食料がなくなると馬の餌を食べてしのいだそうですが、それも尽きると馬、牛、鶏、犬の肉を食べ、ついには城内の人を殺し、その肉を食べたとも伝わっているそうです。

城内では、目を覆う惨状が繰り広げられたことでしょう。そんな兵糧攻めが、現代社会で行われたとしたら？　日本という国を一つの城と考えたとき、兵糧攻めによって仲間である日本人がバタバタと倒れ、餓死していくのです。

まさか戦国時代のように、人間が殺し合い、食い合うという悲惨な状況にはならないにしても、食べ物の値段が高騰し、人々が我先にと食べ物や飲み物を奪い合う様子は想像することができます。実際、ロシアとウクライナの戦争によって小麦粉やカニ、サケなどの魚介類、天然ガスや原油などのエネルギー、工業製品の原料などさまざまなものが値上がりし、私たちの日常生活に影響を与えています。

多くの食料やエネルギーを海外に依存している日本は、それらを生産する国に比べてより大きなダメージを受け、直接戦争をしていなくても、兵糧攻めを受けているかのような苦しい立場に追い込まれ、外国の要求を飲まざるを得なくなっているのです。こういった戦争や紛争が、ヨーロッパではなく中国、台湾、北朝鮮など近隣で起こったとしたら、この程度の影響ではすまないでしょう。「食の安全保障」の重要性をいっそう強く感じるに違いありません。

もしそんな状況になっても、国が私たち国民を懸命に守ってくれるとは思いません。私の祖父は満州からの引揚者ですが、第二次大戦末期、ロシアがいつ満州に攻め込んできてもおかしくない戦況になっても、「大丈夫。慌てて逃げる必要はない」と国はアナウンスするだけで、国民の命を守ってはくれませんでした。

日本に限らず、戦時下ではほとんどの国がそういう対応を取ることを私は歴史から学んでいます。食料自給率に関してもそうでしょう。人口が増加し、世界的な食料難の時代がすぐそこまで近づいているのに、食料自給率を38パーセントから高める努力を国が行わないのなら、自分で食べ物をつくって自給率を高め、生きていくための安全を確保するしかないと考えるのは当然ではないでしょうか。

キューバの革命家ホセ・マルティは「食料を自給できない人たちは奴隷である」と述べています。政治的思想などではなく、自分自身の体と心の健康を維持し、オプティマムライフを高めていく手段として、私は自給的生活を目指し準備しているのです。

3 災害、戦争、食料危機……。そんな時代に突入

先日、国連のグテレス事務総長が、「地球温暖化の時代は終わり、地球沸騰化の時代に突入した」と発言しました。今年の夏も猛暑日が続き、とくにコンクリートジャングルで緑の少ない都市では気温が40℃近くにまで上昇し、まさに地面が沸騰しているのではないかと思えるほどの耐えがたい暑さを体感しました。

気候変動によって農作物の栽培適地が北上したり、海面上昇によって農地が失われたり、夏の降水量が減り、作物の生育が悪くなったり、世界各地で農作物の生産に影響が出始めています。

今後、世界人口の増加とともに食料危機が訪れ、食料不足や水不足が原因で争いが起こるかもしれないという言説も、あながち妄言ではないような気もします。

農地だけではなく、海でも異変が起こっています。海水面の上昇や海流の変化によって獲れる魚介の種類や量が例年とは違ってきています。同時に海洋汚染も問題化していて、2050年までに海中のプラスチックごみの重量が魚の重量を超えると予測されています。食料としての魚介類の安全は保たれるのでしょうか。

気候変動は、地球環境の変化や生物多様性へダメージを与えるとともに、食料危機を助長するかもしれないと懸念されています。短時間に非常に激しい勢いで雨が降る亜熱帯地域のスコールを思わせる線状降水帯によってまちが瞬時に水浸しとなったり、土砂災害によって山沿いの集落が泥に埋まってしまったりといった恐ろしい映像を何度も目にするようになりました。

自然災害の恐怖だけでなく、新型コロナウイルスのような私たちの生命を危険に脅かすウイルスが、いずれまた蔓延することも予想されています。数年後、あるいは数十年後、私たちは再びウイルスの脅威にさらされ、世界経済に計り知れない影響を与える日が来るのはおそらく間違いないでしょう。

鳥インフルエンザや豚コレラも、畜産業者にとっては脅威でしかありません。業者だけでなく、私たち一般人を死に至らしめるような高病原性の鳥インフルエンザが発生しないとも限りません。そうした恐怖と常に隣り合わせで生きていくことを、私たち現代人は今後も強いられていくのです。

そして、日本は地震大国です。阪神淡路大震災、東日本大震災、古くは関東大震災といった巨大地震に襲われ、数千、数万の尊い命が失われた歴史を事あるごとに思い出しながら暮らしています。自分が住んでいる地域が大地震に襲われたらどうしようと不安を覚えつつも、楽しい日常を過ごすなかでその恐怖や不安を忘れてしまう人が大半ではないでしょうか。けれども、災害は忘れた頃にやってくると言います。ある日、自分の住まいや仕事場が経験したことのないような大きな揺れに襲われるのです。生きた心地がしないでしょう。万が一に備え、自分に合ったリトリートを確保しておくことを提案しています。

最後に、戦争です。前章で述べたので多くは語りませんが、日本が戦争を始めなくても、アジアの戦争に巻き込まれることも覚悟しておく必要があります。そのとき、日本の食料やエネルギーはどうなるのでしょう。物流はストップし、食料やエネルギーの供給が不足してしまうことは目に見えています。

けっして煽っているわけではありません。不測の事態に備えることが必要だと言いたいのです。何もなければそれでよし。ただ、起こってから動くのでは遅いので、普段からリトリートの場を探し、二拠点居住や関係人口として月に1度くらいは訪れ、地域の人たちや自然と親しみ、もう一つの拠点として生活できるような態勢を整えておくことが重要なのです。そこで、食料やエネルギーがある程度自給できればなおのこといいですね。

そういった時代がすでにそこまで来ていると本能的に察知した人たちは、都会に暮らしながら地方へ足繁く出かけ、地域の人たちと関係をつくり、地域のための活動をしながら自分の生き方を模索するという「関係人口」として行き来しています。

関係人口という言葉は、ローカルの魅力やSDGｓを発信する雑誌『ソトコト』編集長の指出一正さんと、冊子とともに地域の産物を定期的に送る『食べる通信』の創設者である高橋博之さんが、2016年頃にほぼ同時に言語化した概念です。観光以上移住未満という位置づけで、都会と地方を行ったり来たりする人たちのことを言うそうです。指出さんは、「関係人口の始まりは2004年の中越地震」と言い、災害によって若者と地元の人々との絆が生まれ、その後も長く続く交流が育まれたことが、若者の目が地方に向く大きな契機になったと述べています。

そんなふうに、地域の人たちと関わりを持つことで地域おこしに貢献したり、自分自身を見つめ直したりする作業は、まさにリトリート。自然災害や戦争が起こりそうな不安定な時代だからこそ必要とされる、安心を得るための生き方なのです。

4 緊急事態のときに頼る「新疎開」

第二次大戦末期に、攻撃対象になりやすかった都市に住む学童や高齢者、女性、あるいは都市に拠点を置く軍需工場や民間企業を田舎に避難させるという政策が実施されました。それを、疎開と言います。

戦時下に限らず、自然災害が発生したときに多くの住民が安全な場所へ避難することも疎開という言葉で表します。

いま、私たちが生きている時代は、地震や台風などの自然災害や地球温暖化が原因とされる異常気象、新型インフルエンザなどの感染症、害虫の世界的な発生と被害による食料不足、エネルギー不足、そして、止むことのない紛争や戦争など、さまざまな危険によって安定的な生活が脅かされています。

都会にある一つの拠点で生活していると、万が一の危機に見舞われたとき、どうしようかとうろたえます。逃げる場所がなければその危機に向き合わなければいけなくなります。1日や2日でやり過ごすことのできる危機ならまだしも、1か月間、1年間、あるいは数年間続くような危機の場合、都会にある拠点だけでやり過ごすのは難しいかもしれません。リトリートが必要になります。

ただ、リトリートには2種類あります。体を休息させたり、心を癒やしたりという日常のリトリートなら、リゾート施設でヨガを楽しんだり、森林療法を受けたりすることで効果を得ることは可能です。「また明日から頑張ろう」とリフレッシュして、都会へ戻っていけるでしょう。

そんな日常のリトリートだけではなく、緊急事態のときに「あそこへ行けば大丈夫」と安心して生活できるリトリートを持っておくことも、これからの時代は必要です。そう、緊急時のリトリートです。「新疎開」という私の造語でも言い表せます。戦時中の疎開ではなく、現代の新しい概念を持った疎開という意味でそう名づけました。

中長期的な人生設計を考えるとき、食べ物やエネルギーがある程度自給できる新疎開としてのリトリートを確保しておくことは、今後の生き方の幅を広げるという意味でも有効です。地方にセーフティネットがあれば、「いざというときはあそこへ行ける」と、心に余裕を持って生活することができますから。

ただ、万が一の緊急時に、いきなり地方へ行って生活ができるかというと、おそらく難しいでしょう。新疎開、あるいは緊急時のリトリートを実現するには、ふだんから定期的に足を運んで、地域の人々ともよい関係を築いておくことが不可欠です。顔も名前も知らないという関係では、いざというときに助け合うことは難しいでしょう。日頃から挨拶をしたり、交流したりしてこそ、緊急時に助け合えるものだと思います。

地域の人と関係を築くだけでなく、野菜を育てる畑や水、エネルギーを確保することも必要です。もちろん、それらは地元住民との関係性が深まってから得られるものです。気に入った地域には足繁く通い、地域の人と交流し、信頼を築いたうえで、住む場所や畑を借り、地域に入っていくという手順がリトリートづくりには必要になってきます。

緊急時のリトリート、つまり新疎開を実現するにはいろいろな方法があります。一つは、ふだんのリトリートを緊急時にも訪れられるようにすることです。そのためにも、地域の人と仲良くなること。それが第一条件だと思います。

5 「自分自給率」を高め「家族自給率」を楽しむ

日本の食料自給率は38パーセントです。では、皆さんそれぞれの食料自給率は何パーセントですか?

自分の食べ物をどれだけ自分自身で賄うことができるか。私はそれを「自分自給率」と名づけ、少しでも高められるよう、リトリートとともに提唱しています。

仕事として野菜や穀物、家畜を生産している農家は、自分自給率はかなり高いと思われます。農村で暮らしている人たちは、採れた野菜を「お裾分け」する習慣があります。農家でなくても、季節になると野菜をいただいたりするので、おのずと自給率は高まります。

都会でも、市民農園など畑を借りて家庭菜園を行っている人は、何パーセントかの自給率はありそうです。何年も続けている人は、栽培技術も高く、おいしい野菜をつくることができます。ベランダ菜園でもおいしい野菜は育ちます。

ただ、カロリーベースで計算すると、肉や穀物が多いほどカロリーは高まるので、自給率の数値も高くなります。家庭菜園の多くは野菜を中心に育てていると思われますので、相当な量と種類の野菜を収穫しないと自給率は高くならないかもしれません。一度、計算してみてはいかがでしょうか。

では、リトリートの場で、自分自給率を高めるにはどうすればいいでしょう?

まず、野菜を栽培する畑が必要です。畑は農家が所有しています。その一部を借りて、野菜を育てることはできますが、そのためには農家と知り合いになり、信頼を築くことが必要です。

農作業体験などを募集している地域や農家なら、一度参加して、農作業の楽しさや大変さを味わってみてください。たとえば稲作なら、田植え、草取り、収穫など、1年間に何度か訪ねて米づくりを体験することができます。そのときに、自分でも野菜を育ててみたいという思いを農家に伝えてみてはいかがでしょう。耕していない農地などがあれば使わせてくれるかもしれません。

そこで野菜を育て、収穫することができれば、何パーセントかの自分自給率を向上させることができます。

家族がいる人は、家族と一緒に野菜づくりに挑戦してみてはいかがでしょう。子どもと一緒なら食育にもなります。家族で農作業を行えば楽しいし、それぞれが自分の役割や得意な作業を見つけ、その役割を果たすことで、子どもたちも社会人基礎力を養うことができそうです。家族で力を合わせれば、多くの種や苗を植え、育てることができます。畑に手間もかけられるので、おいしい野菜ができるでしょう。

地元の農家に尋ねたら、野菜の育て方を教えてくれるに違いありません。そうした機会に顔見知りになり、地域に入っていくきっかけも得られそうです。

週末には家族みんなでリトリートに出かけ、畑で野菜を育てれば、自給率のアップにつながります。その場合は、「家族自給率」ですね。

もし可能なら、地域の人に相談しながら小さな家を借りてみてはいかがでしょう。田舎ならリーズナブルな価格で借りられると思います。周辺を探せば、貸別荘なども見つかるかもしれません。いま、流行っている二拠点生活が始められます。

借家という拠点があれば、落ち着いて畑の手入れをすることができますし、畑だけでなく自然と親しむことができます。山を持っている人と知り合うことができれば、薪を手に入れられ、薪ストーブの燃料にすることもできます。そうすれば、エネルギーの自給が始められます。地域の行事などに参加すれば、地元の人たちと交流することもできるでしょう。そんなふうにして地域との距離を縮めていくことで、その地域が自分や家族の、緊急時のリトリートになっていくかもしれません。

6　「コミュニティ自給率」を頼りにしよう

「人は一人では生きていけない」と言いますが、田舎や農村ではほぼ絶対に一人では生きていけません。コミュニティで助け合うことが不可欠です。自分軸に合ったリトリートを自然豊かな農村で見つけることができた方も、一人で過ごそうと思わずに、地域に暮らす人々や自然、文化や歴史と積極的に関わってほしいです。そうすることで、地域に入っていくことができ、食べ物やエネルギーの自給率も高まります。自給率を自分だけで高めようとせず、地域のコミュニティに委ねるのです。それが、「コミュニティ自給率」です。

農村の集落は何百年も、もしかすると何千年も前から人が住んでいるところです。集落のそばには川が流れ、その水を田畑に引き込んだり、飲み水にしたりしてきました。山や森も広がり、そこからは薪や柴といったエネルギーを得てきました。山裾には里山が形づくられ、木の実を採集し、生活用具をつくる素材として必要な竹や蔓なども収集しました。

そんな土地で人々は、食べ物もエネルギーもおそらく100パーセント自給する暮らしを送ってきたのです。それはすなわち、いまも農村には自給するための要素が存在しているということです。そのコミュニティの自給力を頼りにすればいいのです。

逆に言えば、都会にはその要素が存在しません。山や森は切り拓かれて住宅地となっているので、薪や柴など手に入れられるわけもなく、川は埋められ、暗渠となって姿を消し、生活から遠く離れた存在になっています。

ところが、田舎や農村には豊かな自然が残されています。「豊かな」と書くと、「ちょっと待った」と異論を挟まれる方もいるかもしれません。異論というのは、日本の山林の多くで、第二次大戦後の復興のためにスギやヒノキなど大量の針葉樹が植えられましたが、その後、安価な外国産材が輸入されるようになったため、スギやヒノキはいまに至るまで伐採されることなく放置されてしまっていて、「豊かな」とは言えないのではないかと。

もちろん、そのとおりですが、針葉樹の間伐材をエネルギーとして上手に使うことができれば、農村のエネルギーの自給率はかなりアップするはずです。林業に力を入れている地域では、間伐材をバイオマスエネルギーとして活用しているところもあります。日本は国土の3分の2が森林ですから、森林資源をもっと利用したいものです。

また、集落を流れる川に発電機を設置したマイクロ水力発電によってエネルギーを賄うこともできます。私も挑戦中です。日当たりがよい場所では太陽光発電も行っています。

そんなふうに、農村の集落には大昔から人が住んでいた理由、つまり、水と食べ物とエネルギーの要素が存在しているのです。だからこそ、田舎や自然はリトリートとしてふさわしいのです。

なお、農村で二拠点生活を始めたからと言って、誰もが農家になれるわけではありません。兼業であってもプロの農家になるには、農地を購入するか借りるかし、地域の農業委員会に農業経営の計画書を提出して許可を得る必要があります。おそらく、軽トラックや農機具を所有することも条件になるので、ハードルは低くはありません。

まず始めは、市民農園のようなかたちで野菜を育てたり、借りた家の庭で家庭菜園を行うことをおすすめします。

それでも、週末だけ訪れて野菜を立派に育てることはけっこう大変です。水が足りなかったり、虫に食われたり、イノシシやシカに収穫されてしまったり。集落に住んでいる私でさえ多々失敗していますから。

失敗を乗り越え、収穫できたときの喜びは格別です。地域の農家の方に栽培のポイントを教わりながら、自分で、あるいは家族で、一生懸命に育てたものを食べるときの気持ちは、何物にも代えがたいほど満ち足りたもの。きっと、できた野菜を地域の方に「お裾分け」したくなるはずです。

そんなふうにして、近隣の人と喜びを分かち合うという生き方、暮らし方が、農村や田舎には根付いてきたのだと思います。それが、「コミュニティ自給率」を高めてくれるのです。

7　保険は人のネットワーク

リトリートは、ある一つの施設で完結させる必要はありません。私もそうですが、集落のコミュニティと連携し、地域の人たちと助け合いながら、お互い様の姿勢でリトリートを実践しています。

都市で暮らす皆さんは損害保険や火災保険に入っていると思います。「大手の○○保険会社に入っているから安心」という、そんな価値観で暮らしていることでしょう。田舎だと保険会社以上に、人のネットワークが日々の保険になります。「元気にしていますか?」「どこに行くのですか?」と挨拶と一緒に、集落の皆さんが私の様子をいつも気にしてくれます。

田舎ですから、警備会社と契約をしたとしても、何かあって連絡をしても到着するまでに30分はかかる気がします。でも、集落の人ならものの1、2分で助けに来てくれるでしょう。消防団もあるので安心です。逆に、私が何かの役に立つかもしれません。これが、コミュニティのネットワークの心強さです。

農村に住んでいなくても、何か月かに1回、農家民泊に泊まって集落で過ごせば、地域の人たちとまるで親戚のような感覚でつきあうことができます。そうやってつながりを築いている都会の人もいます。それもリトリートです。万が一の緊急時に都会からやって来て、しばらくの間、避難するように過ごすことができる農家民泊。リゾートではなく、まるで駆け込み寺のように逃げ込めるリトリートも大事です。

ただ、「ずっと都会暮らしを続けてきた人間にとって、人間関係の濃い農村集落に入っていくことは容易でありません。ハードルの高さを感じます。最初にどうすればいいのですか?」と問われることもあります。

なるほど、そうかもしれません。でも方法はいくらでもあります。

農作業体験に参加したり、農家民泊に泊まって主人と話をしたり、週末だけ開催しているファーマーズマーケットのようなイベントに出かけて、出店している農家や地元の人に声をかけ、地域のことを知っていくというのもきっかけになると思います。最初はお客さんとして訪れ、「立派な野菜ですね。どうやってつくるのですか?」と尋ね、顔見知りになっていき、頻繁に訪れるうちに名前も覚えられ、もっと仲良くなっていく。そのうち、「何かお手伝いさせてください」と申し出て、出店を手伝い、農家や地域の人たちとより親しくなることで、地域との距離を縮めていけるかもしれません。

「来月の日曜、集落の祭りがあるからおいでよ」と、声をかけてもらったらラッキーです。裏方として祭りの運営を手伝ったり、あわよくば神輿を担がせてもらったり。祭りは地域に入り込むチャンスですから、ぜひ参加してみてはいかがでしょうか。

自分の仕事や、得意な技術を生かせる機会があれば、躊躇せずに披露してみてください。たとえば、グラフィックデザイナーなら、イベントのチラシをつくったり、ホームページを制作したりして協力すれば、地域の人たちから一目置かれることは間違いありません。二拠点生活を始めたりするときに、自分の存在感を示す大きなチャンスになるでしょう。

農家のなかには、ホームページで定期的に野菜を販売するサービスを行っている人もいます。毎月何千円か支払えば、旬の野菜をダンボールに詰めて送ってくれます。ふだんから継続的に農家を応援して、収穫体験などのイベントを実施していたら参加してつながりを築いたりすれば、万が一のときに優先的に野菜を届けてくれるようになるかもしれません。それも、緊急時のためのネットワークづくりの方法です。

それは、自分自給率をアップさせるためのネットワークづくりでもあるのです。もしかすると、野菜を送ってもらっているその農家のいる地域が、あなたのリトリートになるかもしれません。

8　地域とのつながりを処方する「社会的処方」

いま、「社会的処方」という考え方が注目され始めています。

病院で処方されるものと言えば薬が連想されますが、社会的処方の考え方では、患者に処方されるのは「地域社会とのつながり」です。地域で行われている活動に参加したり、共通の趣味を持つコミュニティを紹介したり、その患者に合った地域資源を利用する機会を「処方」することで、社会的な孤立を防いだり、うつ症状を改善したりといった効果を得ることを目的としています。イギリスでは2006年から全国的な広がりを見せ、入院患者や外来患者の数が減少するという効果が出ています。

社会的処方の対象となるのは、薬を使った治療が困難で、社会的または精神的にケアが必要とされる患者です。慢性的な症状を抱えていたり、メンタルヘルスで支援が必要な人、社会的に孤立していたり、不利な立場に置かれていたりする人です。

患者が地域社会とのつながりをつくるために、リンクワーカーと呼ばれる人が患者に合ったケアを考え、かかりつけ医やケアマネジャーなどの専門職と地域社会を橋渡しし、地域とのつながりを「処方」します。

カナダでは、医師会とモントリオール美術館が連携して、心身に健康問題を持った患者たちとその家族など同伴者が美術館に入館し、芸術作品を鑑賞することによる健康効果を体験できるという社会的処方を実践しています。医師は1年間で最大50回まで、無料入館券を処方することができるという取り組みです。

患者は芸術作品を鑑賞し、静かに自分と向き合うことで、治療の第一歩を始めます。ドイツやイタリアでは、数週間、森の中で過ごすという処方箋もあるようです。

次のようなエピソードもあります。

中国地方にある有名企業の工場が突然、閉鎖されることになりました。勤務していた工員のAさんは、妻と3人の子どもを養っていましたが、収入源が絶たれたことで不眠症になり、食欲も減退。心療内科に通うようになりました。やがて薬の量が増え、自殺を考えるまでになり、精神科に入院しました。

しばらく経って具合がよくなったAさんは、試験外出で地域に戻りました。地域の人たちは「大丈夫?」と心配をして声をかけました。病院ではAさんに効くだろうと思われる薬を処方したり、アロマセラピストは不眠に効く香りを調合したり、整体師はマッサージを行ったりと、治療の専門家たちは良かれと思ってさまざまな療法を提供しますが、Aさんに大きな改善は見られませんでした。

そこで、地域の小学生のグループからも意見を募ってみたところ、小学生たちは「Aさんに仕事を紹介すればいい」と回答。仕事がないからお金がなく、家族を養えず、不安になって眠れなくなり、食べ物も喉を通らないのではないのかと考えたのです。

病院では、エビデンスにもとづいて化学物質（薬）を処方していたのですが、冷静に考えたらその対応は滑稽です。小学生たちの言ったことこそ本質的な正解なのです。仕事を失ったことが原因で自殺を考えるまでになったのですから、単純に仕事を与えれば解決の糸口はつかめるはずなのです。

このように、心を病み、薬だけでは治療が難しいAさんの改善のために医師以外の地域の人たちが関わったり、アイデアを出し合ったりすることが社会的処方なのです。

9 社会的処方に欠かせない地域のコミュニティ

団塊の世代が75歳以上となる2025年を目途に、たとえ重度の要介護状態となっても、住み慣れた地域で自分らしい暮らしを人生の最後まで続けることができるよう、住まい、医療、介護、予防、生活支援が一体的に提供される仕組みが構築されようとしています。それを、「地域包括ケアシステム」と言います。

地域に根ざした医療や福祉のあり方を、中学校区くらいの単位で地域に暮らす住民どうしでつくっていくもので、地域住民の健康管理を市町村が中心になって行うようになります。

とりわけ私が注目しているのは、介護保険外で自費で購入する「保険外サービス」の拡充です。ショッピング施設やレストラン、スポーツジムや理・美容室など、地域のさまざまな事業者や店舗が、高齢者のQOL(クオリティ・オブ・ライフ/生活の質)を向上させる商品やサービスを企画し、販売するという取り組みで、ガイドブックにもたくさんの事例が掲載されています。

地域包括ケアシステムを構築することによって、行政サービスだけでなく、民間事業者や店舗が保険外サービスに取り組みます。住民が互いに協力や連携をすることによって、地域のコミュニティ力も向上すると考えられ、地域で暮らす喜びにつながるものとして期待されています。

日本では保険診療が医療で、それ以外は医療ではなく、介護や福祉は保険内で行うものだと考えている人が多いようです。ところが数年前に、省庁を超えて厚生労働省、農林水産省、経済産業省の連名で、地域包括ケアシステムの「保険外サービス」に関するガイドブックを発行しました。その画期的な取り組みに私は驚きました。ある記者が厚生労働省の班長に質問したのですが、地域包括ケアシステムは英語で言うと、「Integrative Community Base Healthcare」だそうです。「Integrative」は統合ですが、それを包括と訳しているのです。つまり、国は地域をベースにした統合医療や予防医療を行おうと考えていると私は理解しました。

背景には、医療費の高騰もあります。病院だけでなく、地域で患者を治療したり、病気になる前の健康管理をコミュニティで行ったり。そうすることで、医療の予算を可能な限り削減しようという意図も国にはあるはずです。

地域包括ケアシステムは、社会的処方と通じるものがあります。地域が元気になり、豊かになるという意味においては、リトリートとも関わるでしょう。リトリートの場として選んだ地域で、社会的処方を受けながら暮らす人たちの人生を見聞きすることは、自身の人生を考えるきっかけにもなるでしょう。

「あの集落にこういう方がいるけど、どんなサポートを行って、どんな地域資源を処方することができそうか」と考える社会的処方は、地域のつながりがあるからこそできる取り組みです。地域の人的ネットワークやコミュニティを確立させれば、よいシステムとして稼働するに違いありません。地域社会やコミュニティが「処方」するのですから、それをデザインする行政担当者や地域包括支援センターのケアマネージャーの知識とセンスも問われそうです。地域における医師の役割もより重要になっていくでしょう。

コラム

YAOYA LAB.

地域医療に身を投じたいと移住して開設した『朝霧高原診療所』、リトリート施設である『富士山静養園』、各種ヘルスプログラムを用意した滞在・体感型施設『日月倶楽部』を運営するかたわら、自給自足の暮らしを営みたいというたっての希望を叶えようと、朝霧高原に引っ越してきてまもなく、私は畑を始めました。

農作業を楽しく行い、数種類の野菜の種や苗を植え、期待に胸を膨らませて収穫の時期を迎えたのですが、ほぼすべての作物をシカやイノシシ、ハクビシンや鳥に食べられてしまい、落胆しました。自分が食べるぶんは何一つありません。地域の動物たちのために野菜を育てているようなもので、「これが農村集落で問題になっている獣害か」と痛感しました。

朝霧高原は秋になるとかなり冷え込みます。寒さのため、冬は野菜が育ちません。11月から3月頃にかけて、ほぼ1年の3分の1の期間、何も育てられないのは非常にもったいないと感じました。かといって、ビニールハウスを建てようという気持ちにもなりませんでした。野生動物たちはとても賢いので、ビニールハウスを建てても、きっと穴を掘ったり、隙間を見つけたりして侵入し、明日収穫しようと楽しみにしていた野菜を、前夜に根こそぎ食べてしまうという悪夢のような光景がまぶたに浮かんでいたからです。あるいは、台風に襲われてぺしゃんこに壊れてしまったビニールハウスの姿も容易に想像できました。

ただ、緊急時のリトリートということを考えたとき、せっかく広い畑があるのに何も育てられないのはもったいないし、朝霧高原に移住した目的の一つをあきらめるわけにもいきません。保存食というかたちにして凌ぐことはできますが、それもどうかと。

さらに、私の本業は医師であり、農業は兼業です。仕事が終わるのは夜の7時半や8時です。そこから畑へ向かっても、畑はもう真っ暗。片手で懐中電灯を照らしながら農作業などできません。休日は昼間から畑に向かうことができるのですが、その日に限って雨が降ったりするのです(苦笑)。

何かいい方法はないものかと頭を捻っていたところ、ふと私の目の前に、使われていない一軒の別荘が現れました。「これだ!」と閃きました。古い別荘を買い取り、「野菜が住む家」にリノベーションしました。そう、別荘のなかに畑をつくったのです。それが『YAOYA LAB.』です。

まず、別荘の屋根を取っ払って、ホームセンターで売っている透明の波板を何十枚も張り、上から日光が差し込むようにしました。

別荘は3階建てです。1階が12畳、2階が8畳ほどの広さです。2階の一部の床は打ち抜いて、吹き抜けのようにしています。

建物のなかにプランターを置いたり、ポンプで汲み上げた地下水を撒いたりするので、壁や床にはタイルを張り、塗装をほどこし、まるで外にいるような頑丈な設いにつくり変えました。撒いた水が流れ落ちるように、床は斜めに傾けています。

外壁は青くペイントしました。南向きの壁の大部分はガラス張りにしているので、日光がさんさんと降り注ぎます。窓の開け方によっては1階は亜熱帯のように、2階は熱帯のように温かく(夏は暑く)なります。日光の当たり方や、季節によって変化する室温によって、植える作物を変えています。また、いろんなところに鏡を置き、作物に反射光が当たり、光合成ができるように工夫もしています。

完成当初、『YAOYA LAB.』で何を植えようかと考えたとき、世界の主食が思いつきました。小麦、米、芋、トウモロコシ、そしてバナナ。ただ、建物のなかで小麦や米を栽培するのは大変そうだったので、比較的簡単にできそうなジャガイモを育てることにしました。二段ベッドの枠だけを購入し、そこにプランターを並べ、ジャガイモをメインに大根や蕪など十数種類の野菜やハーブを、すべてプランターで育て

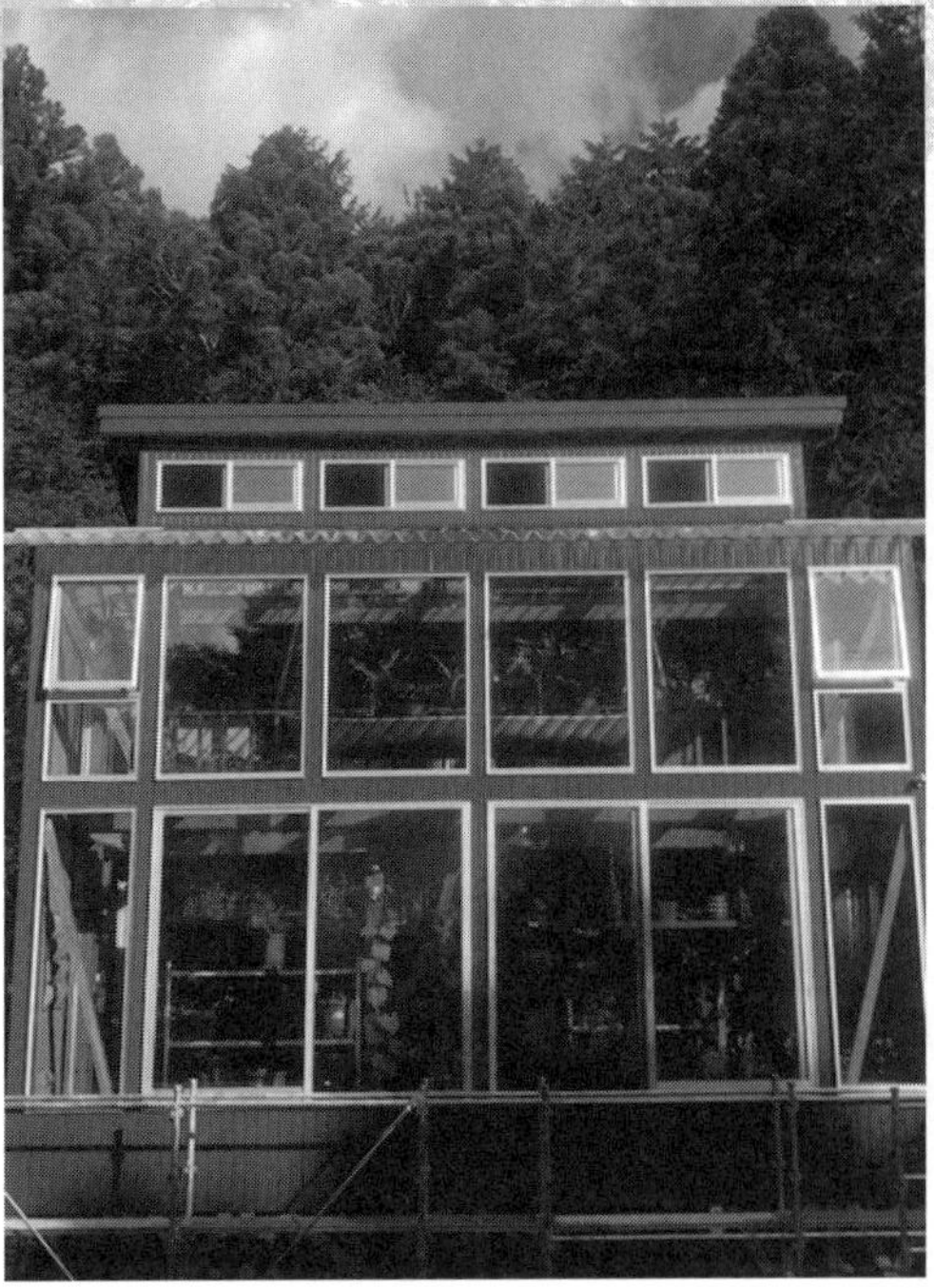

古い別荘をリノベーションしてつくった「YAOYA LAB.」。日の光がふりそそぐ室内で10種類以上の野菜を育てている。

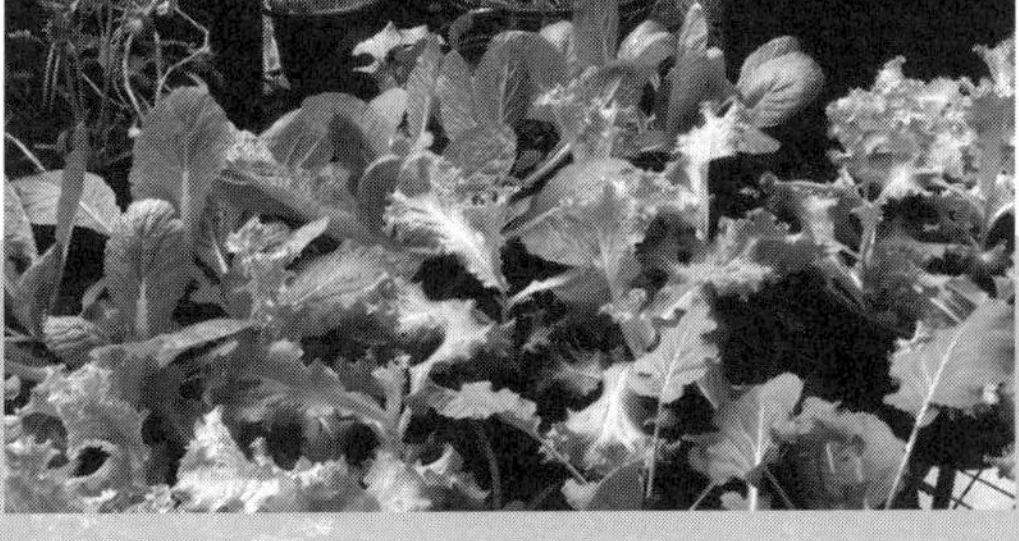

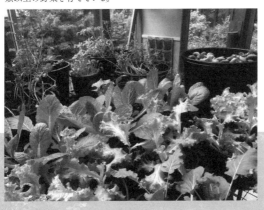

ています。

ジャガイモは主食だけあって、坪当たりのカロリーベースが高く、自分自給率を高めることができます。しかも、建物内は温室のように温かいため、ジャガイモは年に4回も栽培・収穫ができるのです。

ジャガイモも野菜も順調に育っています。扉を締めて鍵をかけているので、シカやイノシシ、そして野菜泥棒の被害も一切ありません。

そんな『YAOYA LAB.』を始めて4年が経ちますが、最近、ふと思いついたことがあります。それは、過疎の集落に点在する空き家をこのようにリノベーションして活用すれば、立派な「畑」になるのではないかということ。あるいは、都会のシャッター通りと呼ばれる商店街の空き店舗や空き倉庫を『YAOYA LAB.』のようにリノベーションすれば、ビジネスマンが会社帰りに、自分が借りて育てている一坪か二坪の畑に立ち寄り、Yシャツの袖をまくってトマトやキュウリを収穫する姿が見られるのではないかと思ったりしています。明かりもつくので、夜遅くなっても大丈夫です。このアイデア、いいと思いませんか？

私は『YAOYA LAB.』だけでなく、鶏小屋でオス1羽、メス5羽の鶏を飼っているので、毎日、有精卵が手に入ります。野菜をくださる農家の方に産みたての卵をお返ししたりもしています。

現状では、ジャガイモ、野菜、卵などの食べ物は自給できています。正確にカロリーベースで計算したわけではなく感覚値なのですが、食の自分自給率は30パーセントくらいはあるような気がします。自給率を100パーセントにするのは、兼業農家でもあるため並大抵の努力ではできないので、鶏を増やし、卵をたくさん産んでもらって、その物々交換によって他の食べ物も手に入れるという、「コミュニティ自給率」を高めようと目論んでいます。

水は井戸から汲み上げているので、100パーセント自給できています。

山から切り出せば、薪はいくらでも手に入ります。家の暖房や五右衛門風呂、薪サウナの燃料はそれで賄えるので、エネルギー自給率もそれなりにあると思います。停電になっても、風呂と暖房については安心です。

そうそう、今年から稲作も始めました。とは言っても、熟練の農家の方におんぶにだっこで、田植えも水位の調節もその方に行っていただきました。私は傍観しているだけです。一度、田んぼの水がまったくなくなり、心配になって尋ねたら、「わざとそうしている」と笑われ、何も知らない自分が恥ずかしかったです。いつかは自分で田植えも、収穫も、水位調節もできるようになりたいと思いながら、風に揺れる稲穂を眺めています。自分自給率もさらに高まりそうです。

5章　リトリートを実現するための7か条

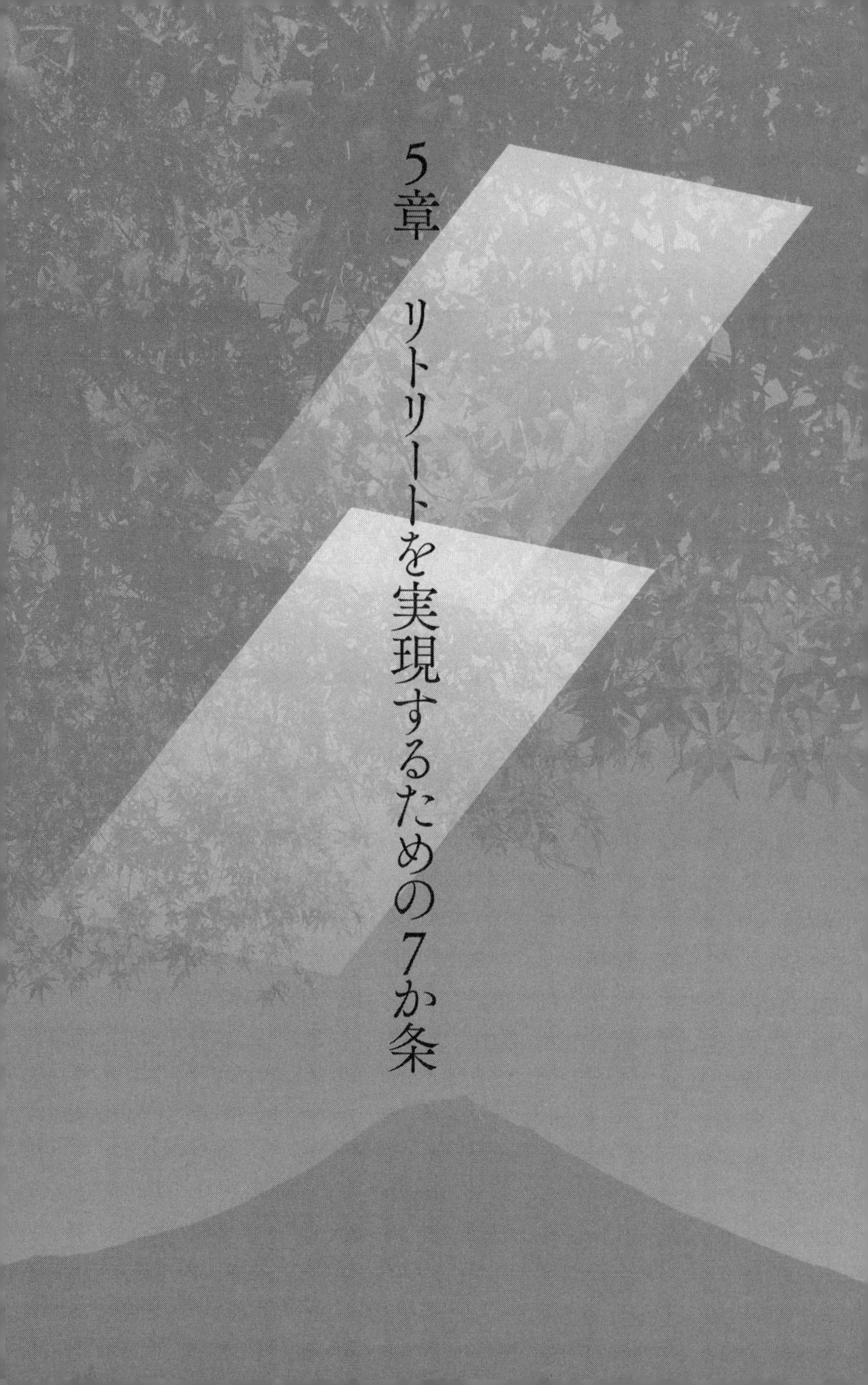

ここまでリトリートについて、その意味や重要視される理由、日常と緊急時のリトリートがあること、そして、具体的な実践方法などを私の体験も交えながら説明してきました。リトリートとは何か、理解していただけたでしょうか？

改めて、リトリートを実現するために何が必要か、「7か条」としてまとめました。

その1　自然とつながっていること

リトリートの語源はリトリートメントで、本来は「転地療養」という意味ですが、そこから派生して、「避難所」や「隠れ家」といった意味でも使われるようになっています。本書では、都会暮らしで疲弊した体や心を癒やすための養生の場、あるいは、そのための行為をリトリートと定義し、解説してきました。

リトリートとして必要となるのが自然です。なぜなら、「現代病」と呼ばれるさまざまな病気を患うようになったのは、私たちが自然から離れて暮らすようになったからです。また、現代人が癒やしを求めるとき、多くの人が自然の要素（山、川、花など）を挙げることも、人にとって自然がどれだけ重要かを表しています。リトリートの場としても、自然のなかや自然の近くがふさわしいことが理解できます。

日常のリトリートとしては、自然のなかで過ごしたり遊んだりすることで認知能力を養うことができます。緊急時のリトリートとしては、自分や家族が食べるものをつくったり、エネルギーとなる薪や川の水を得たりすることもできます。そのためにも、リトリートは自然の近くが適しています。

何よりも重要なのは、自然の近くで生活すれば、人は自然に「生かされている」という感覚を得られることです。地球に暮らしているのは人間だけでなく、動物や植物と共存しているということに気づくことで、自然とのつながりを感じ、感謝の気持ちや畏敬の念を抱くようになるのです。

その2　日常と緊急時の両方に対応できること

リトリートには、日常のリトリートと、緊急時のリトリートがあります。日常のリトリートは、温泉に入って体にいい料理に舌鼓を打ったり、ヨガを楽しんだり、森林療法を受けたり、農業体験に参加するなど、自然に近いところで日常の疲れを癒やしたり、自然に親しんだりする場であり、行為のことです。

緊急時のリトリートは、大災害や戦争、食料難など万が一の事態に備えるもので、農村に田畑を借りて米や野菜を育てたり、住まいを借りて週末の二拠点生活を家族で楽しみ、その家のエネルギーを裏山から取った薪で賄ったりするなど、自分や家族の自給率を高めながら生きる力を養う場や行為のことです。

日常のリトリートと緊急時のリトリートが別々の場所にあってもいいのですが、できれば同じ場所で両方に対応できるリトリートとして持っておくといいでしょう。なぜなら、緊急時のリトリートは地域コミュニティとの関わりが必要になるからです。最初は日常のリトリートとして訪れ、次第に地域の人たちと交流を深めて関係性を築き、緊急時のリトリートとして対応できるような場を設けていくとよいと思います。

その3　自分軸に合った環境であること

皆さんは海が好きですか？　山が好きですか？

「山が好き」と言う人は、山が自分軸に合っているということです。「どちらかはっきりとはわからない」と言う人は、一度、海や山、里を訪れてみてください。「なんか心地いいな」と感じたら、そこが自分軸に合っている場所かもしれません。

山に行ったら、森のなかを散策してみましょう。さらに心地よさを感じたら、間違いなく山や森があなたのリトリートにふさわしい場所です。

ただ、「森は好きだけど、虫は嫌い」という方もおられるかもしれません。そんな方は最初は森には入らず、森の手前でくつろいだり、運動をしたりしましょう。徐々に慣れてきたら、森のなかに入ってみるとよいでしょう。森での経験値が増えていくと、もしかすると虫も大丈夫になるかもしれません。あるいは、都会の中の緑のある公園から始めて、少しずつ自然体験を増やしていけば、本来の自分を見出すことができるかもしれません。

自分軸を養い、整えるには、リトリートが必要です。リトリートを訪れ、自分を見つめ直し、自分の時間を生きるように心の軌道修正を行ってみてください。自分はどっちの方向へ向かいたいのかと自問自答しながら、自分軸を明確に定めてほしいです。

また、自然は季節によって表情が異なるので、四季を通じてどんな場所か知っておいたほうがいいでしょう。時間をかけて、異なる自然との出会いを楽しみながら、自分軸に合ったリトリートを見つけてください。

その4　自分、家族、コミュニティの自給率を高めること

中国・春秋時代の哲学者、老子の格言に、『授人以魚 不如授人以漁』という言葉があります。「人に魚を与えれば一日で食べてなくなってしまうけれども、釣り方を教えれば一生食べていける」という意味で、人に物やことを直接あげるのではなく、それを得るための方法やスキルを教え、自分でできるようにするほうが持続可能で、その人のためにもなるという考えを表しています。一時的なサポートよりも、長期的な自立を促すほうが大切だという教えです。

自給率を高めるのもまさにその考えに沿ったもので、誰かに直接食べ物

やエネルギーを与えられるよりも、そのつくり方を学び、少しずつでもいいから自分の生活や命を守っていけるようになるほうが将来のためにもなるでしょう。

最初は農業体験への参加でかまいません。参加後、その農村地域が自分に合っていると感じたら、地域を何度か訪れ、やがて畑を借りたり、家を借りたりして、深く入っていけばいいのです。野菜を育て、自分や家族の自給率を高め、足りない分は集落やコミュニティで補い合うという形で、安全で安心な暮らしを確立していきましょう。そうすることで、日常のリトリートとして訪れていた場所が、緊急時のリトリートにも対応できる場所に変わっていくのです。

その5　地域コミュニティとつながりがあること

地域のコミュニティとつながりがあることはとても大事です。都会ではマンションの隣に住んでいる人がどんな人が知らなくても生きていけますが、田舎では生きていけません。近隣の人たちと挨拶を交わすことはもちろん、日々助け合って暮らしを成り立たせていますから、ご近所付き合いは欠かすことができない生活習慣の一つです。

とくに緊急時のリトリートを実現する上では、地域コミュニティとのつながりは必須です。

たとえば、私はエネルギーの自給を目指して、小さな川にマイクロ水力発電機を設置し、台風などの災害で停電してしまった場合に備えていますが、機械ですから故障してしまうこともあります。そんなとき、地元の工務店さんや電気に詳しいおじさんにお願いすれば、「いいよ。後で直しておくよ」と気軽に受けてくださるので、安心して発電機を運用できているのです。

そういうつながりがあるからこそ、リトリートは実現できるのです。

10年ほど前、朝霧高原に大雪が降ったときもコミュニティのありがたみを痛感しました。1メートル以上の雪が積もり、私は身動きが取れなくなりました。行政職員も除雪車も来ることができず、1週間以上孤立した集落もありました。

家から一歩も出ることができなくなった私は困り果てていたのですが、地元の建設業者が、行政の除雪を待たずに自分たちで決めた優先順位の上位からどんどん除雪を始めてくださったのです。しかも、ボランティアで。私はその建設業者と日頃から関わりがあったので、診療所も優先的に除雪を行ってくださり、とても助かりました。

一方、私も集落のお祭りや行事があるときには、必ずイベントに同席しなければいけない保健医として待機させてもらっています。同じくボランティアで。

まさに、「お互い様」の文化です。田舎での人と人とのつながりとは、このお互い様の精神のことを言うのです。地域を守るために、また、地域での暮らしが楽しくなるために、自分ができることを互いに発揮しあう。それが、地域コミュニティの力なのです。

その6　五感を開ける場であること

視覚、聴覚、嗅覚、味覚、触覚から刺激を感じることを感覚と言います。感覚は5種類あり、目、耳、鼻、口、皮膚の5つの感覚器からさまざまな情報を感じ取っています。

健常者の場合、五感は常に開いています。けれども、五感を閉じたくなるような環境も都会には存在します。たとえば、空気が悪い場所では深呼吸をしたくなくなったり、大型トラックが行き交う騒音のひどい幹線道路沿いでは、耳をふさぎたくなったりします。

そんな都会の喧騒を避け、田舎にリトリートに来た方は、「久しぶりに深呼吸をした」と目を閉じて大きく息を吸い、「五感が開くのを実感する」とおっしゃいます。五感が開くのは、やはり自然が豊かな場所が多いでしょう。都市で暮らす人たちが五感を開く環境に身を置くことは、自分軸をつくる情報を得るためには必須の行為だと考えます。

フランスの「ミリューセラピー」は、「人間を取り巻く環境を整え、自己治癒力を生かす」という考えで行われている環境療法です。ミリュー(Milieu)とはフランス語で「中庸、環境」を表し、ミリューセラピーの環境整備の視点には次の5つがあります。環境整備とは、「こういう場に身を置けば元気になる」という環境をつくることです。

時間の経過が感じられる自然

自然の循環が感じられるもの

五感を刺激し、知覚を開き、心を開く
瞑想できる
人との交流を促進できる

こういう場そのものが治療となり、訪れた人の免疫力を上げたり、生命力を高めたりするのです。「その3」にあるように、「五感を開く」ことができる場も、リトリートとして重要です。本来、人が持っている感覚を開くことは、素直な心を開くことにも通じるのです。

その7 「生きていく力＝社会人基礎力」を高める場やプログラムがあること

経済産業省が提唱する「社会人基礎力」は、職場や地域社会で多様な人々と仕事をしていくために必要な基礎的な力で、12の能力要素で構成されています。

「前に踏み出す力」
・物事に進んで取り組む力（主体性）
・他人に働きかけ巻き込む力（働きかけ力）
・目的を設定し確実に行動する力（実行力）

「考え抜く力」
・現状を分析し目的や課題を明らかにする力（課題発見力）
・課題の解決に向けたプロセスを明らかにし準備する力（計画力）
・新しい価値を生み出す力（創造力）

「チームで働く力」
・自分の意見をわかりやすく伝える力（発信力）
・相手の意見を丁寧に聴く力（傾聴力）

・意見の違いや立場の違いを理解する力（柔軟性）
・自分と周囲の人々や物事との関係性を理解する力（状況把握力）
・社会のルールや人との約束を守る力（規律性）
・ストレスの発生源に対応する力（ストレスコントロール力）

これらの能力は、現代社会を「生きていく力」と言い換えることもできるでしょう。生きていく力を養うことができるのがリトリートです。リトリートで自然を体験するなかでこうした能力が鍛えられ、職場や地域社会で発揮することができるようになるのです。

では、生きていく力を養うことができるリトリートには、どんな場や施設があるでしょうか。たとえば、以下のようなものが挙げられます。

・自然農園
田んぼや畑、果樹園などさまざまな農園がありますが、なかでも農薬や化学肥料を極力使わない有機的な栽培方法で作物を育てている農園。そんな自然農園で農業体験を行うのも、リトリートの入り口として有効です。

一度体験し、その地域や農村が気に入ったら、何度も通い、自分でも作物を栽培することに挑戦してもいいかもしれません。自分自給率を高める手段として農業は重要です。

・リゾート施設

休暇を過ごすために訪れる宿泊施設で、娯楽やレクリエーション、飲食、エンターテインメント、アクティビティなどのサービスを提供しています。最近は、ヨガや森林浴、瞑想などを行うためのリトリートとしての体験プログラムを用意している施設もあります。

・農家民宿

農家が、所有する農地や農業資源を活用しながら、旅行者に農作業の体験を提供する宿泊施設です。多くは農村地域にあり、農作業を楽しみながら体験することができます。

また、農作業だけでなく、農村地域の料理や行事などの文化や暮らしも知ることができたり、美しい田園風景や澄んだ空気、自然散策などを楽しんだりもできます。

・エコビレッジ

地球環境を大切にした持続可能なライフスタイルを実践するコミュニティです。

それぞれのエコビレッジの考えに共感する人たちが集い、共同体として協力しながら自給自足的な暮らしを行っています。たとえば、共同で農業を行ったり、再生可能エネルギーの設備を設置し、管理したり、廃棄物を再利用したり、ビーガンメニューを取り入れたり、持続可能なプロジェクトを運営したり、環境にインパクトを与えない方法を模索しながら、自分たちのオプティマムライフを追求しています。

・養生施設

健康促進やリラックス、体調改善を目的として設計された施設です。さまざまな健康法やリラクゼーションを通して、訪問者が体と心の健康を維持・向上させる手段を提供します。

養生施設の種類は、温泉浴やマッサージ、各種トリートメントを提供する「スパ・温泉施設」、健康づくりを支援するプログラムやアクティビティを提供する「ウェルネスセンター」、健康的な食事や運動、リラクゼーションなどのプログラムを提供する「健康リゾート」、医療的なサポートや療法を受ける「療養施設」、ハーブ療法やアロマセラピーなど自然の力を活用する「自然療法施設」などがあります。

・別荘

都会の日常生活から離れてのんびりと過ごすために、山や海辺など自然環境の豊かなエリアに建てるセカンドハウスのこと。自然散策やアウトドア活動、バーベキューをするなど、家族や友人との楽しい時間を過ごすために用いられます。バブル期に建てられた中古の別荘が、リーズナブルな価格で販売されていることもあります。

・二拠点生活

田舎でもインターネット環境が整ってきたため、リモートワークが可能になってきています。そこで、会社に出勤するときは都会のマンションで過ごし、リモートワークでよいときは田舎に購入（あるいは賃貸）した一軒家で過ごし、休日はアウトドアの趣味や農作業などに打ち込むという二拠点生活を実践する単身者や家族が増えています。

別荘のようにして過ごすのではなく、地域の人とも交流し、いつかは田舎に軸足を置いて生きていくための準備期間と捉えて過ごす二拠点生活者も少なくありません。

私が運営する『日月倶楽部』でも、リトリートをテーマにしたプログラムを用意していますが、全国にあるリトリート施設でもさまざまなプログラムが実施されています。その地域ならではのプログラムを一度、体験してみてはいかがでしょうか？

専門のプログラムがなくても、農業体験を行ったり、家族でキャンプを楽しんだりすることもリトリートの実現につながります。キャンプでテントを張るときには風の向きを考えたり、地面の状態を考慮したりといったさまざまな能力が必要になります。それは、社会人基礎力を養うことにもつながります。自分に合ったリトリートを見つけて、自然とふれあい、地域の人や文化に親しみ、体と心を養生する時間を過ごしてみてください。

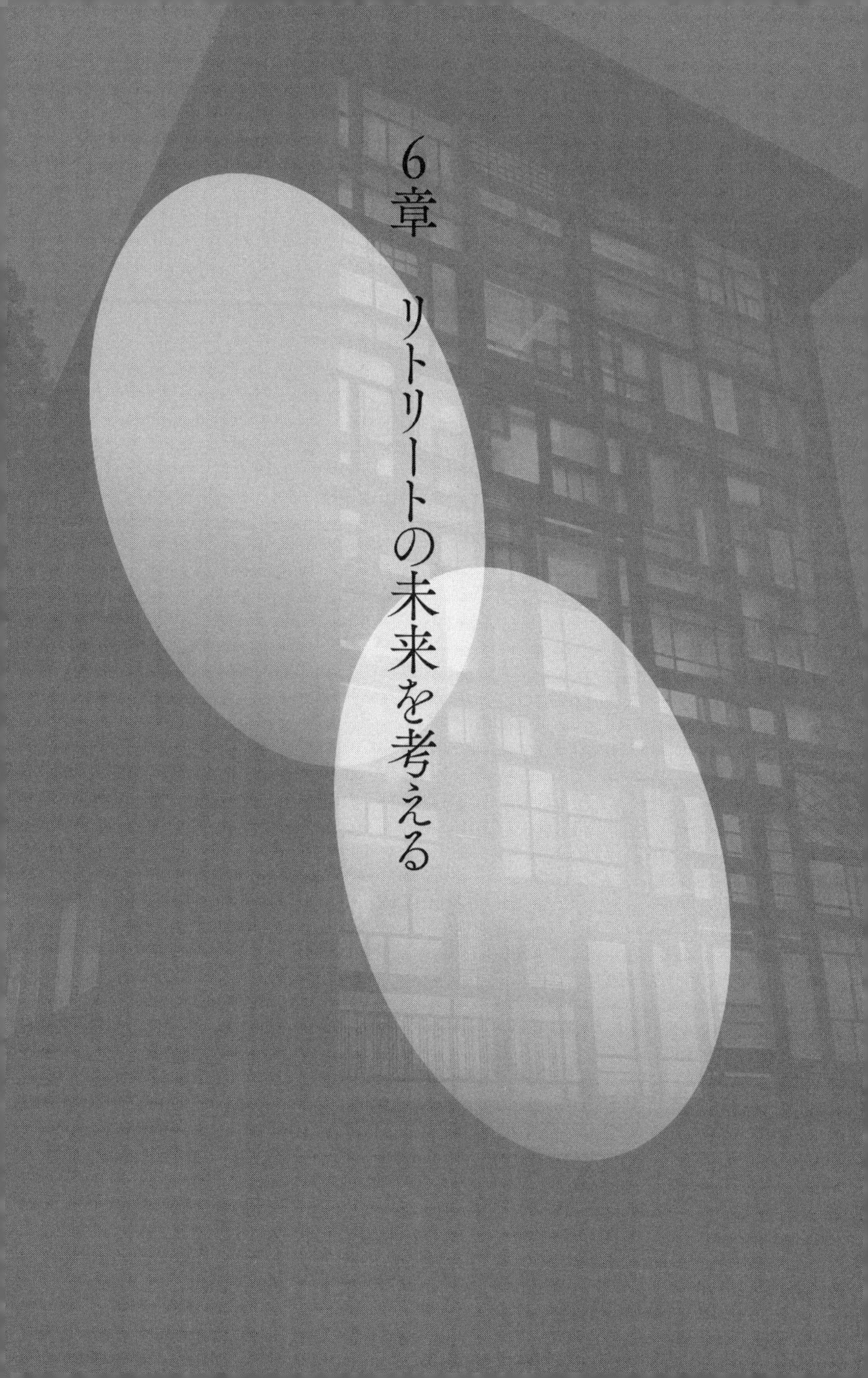

6章　リトリートの未来を考える

1 荒れ地や未開の地を開墾するより、地域のコミュニティに入れてもらう

ヨーロッパで統合医療や地域医療について学んでいたとき、何人かの先生からこんな助言を授かりました。「リトリートの場づくりを実践するには、荒れ地や未開の地を開墾するより、地域のコミュニティに入れてもらいなさい。なぜなら、昔から人が住んでいた地域には、住みやすい自然や環境が整っているし、何世代も生きてきた人々の経験や知恵が根付いているから」。

なるほどと思いました。荒れ地を開墾して自給自足を目指すのはかなり大変です。いまある地域のコミュニティに入れてもらい、最大限に活用させてもらうほうが有益だと判断し、日本での土地探しを始めました。

まず考える必要があったのは、山のそばにつくるか、海のそばにつくるか。私は山が好きだし、山や森のほうが認知能力を高めやすいと聞いたことがあったので、山を選びました。

その上で、リトリートの土地探しの条件として、先生からの助言や自分で考えたことを精査していきました。

- 広さは1万坪以上
- 広葉樹林と針葉樹林が混在する多様性豊かな山や森がある
- 温泉や湧水がある
- 標高300〜1000メートル
- 文化や歴史がある
- 五行思想の「木火土金水」の場である
- 地域に世界に通用する資産がある
- 医療機関が無い、または少ない
- 地域にコミュニティがある

これらの条件にくわえ、日本人は西欧人と違って夏に3週間のバカンスを取れないので、「週末に行ける距離感」も大事だと考え、関東圏の方が週末に1泊、2泊、あるいは日帰りでも来られる地域として朝霧高原を選びました。

ただ、過去51年間、医療機関がなかった地域に、東京から医師が来て開業するという話は地域の方々にすぐには信じてもらえませんでした。それどころか、「怪しい」「何か裏があるのでは」「新興宗教ではないか」「ヨガ？マインドフルネス？それってマインドコントロールのことか？」などという噂が立ったので、地元説明会を開き、私が行いたいことをひたむきに説明しました。

そして、なんとか『朝霧高原診療所』を開所し、通常の医療を始めました。往診も積極的に行い、富士宮市の医療センターの当番医を多く担当するなど、医師としての誠意を見せると、「山本は意外と普通の医者じゃないか」としだいに信用されるようになりました。

仕事以外でも、地元のお祭りや年間行事に参加し、地域活動にも協力するなど、その土地の方々が当たり前のようにされていることを私も行いました。そうすることで、地域の人との会話が生まれ、関係性を築けるようになっていきました。まさに「郷に入れば郷に従え」です。

私は事業を伴うかたちで地域に入りましたが、仕事ではなく個人的なリトリートとして地域に入る場合も同じように、地域の方々の理解や信用を得ることは不可欠です。

たとえるなら、学校の部活動のようなもの。入部したばかりの1年生は、グランドの整備、部室の掃除、ボール磨きなど練習の準備や道具の手入れを任されます。いわゆる「下積み」を行わないといけないのと同じようなことです。地域も同じで、行事の準備や草刈りや溝掃除といった地味だけど必要な仕事に積極的に参加することが求められます。だから、1年生部員になったつもりで、地域で、地域住民が当たり前に行っている行事を、ある意味で楽しみながら、そして関係性を構築する良い機会ととらえて参加することがいいと思います。そんなあなたの姿を、きっと地域の方々は見てくださっています。続けていくうちに信用が得られ、地域の一員として認められるようになるに違いありません。

2 「医師余り」の時代、医療過疎はチャンスに

2025年に「地域包括ケアシステム」が始まる予定ですが、その前の2024年には医師の数が約30万人となり、供給と需要が均衡するという推計があります。その後は供給が需要を上回り、次第に医師の数は飽和状態になっていくと言われています。

医学部を卒業してもタクシー運転手となって日銭を稼がなければいけないほど医師の数が飽和しているイタリアは極端な例だとしても、日本も昔と比べると医師が置かれている状況はかなり変わってきています。

「医師は高収入」というイメージが世間では定着していますが、今後はそ

れも保証されるとは限りません。偏差値レベルの高い医学部出身の医師ならともかく、従来と同じような仕事のしかたをしていては取り残されてしまう医師も出てきてしまうかもしれません。

日本の人口がどんどん減り続け、逆に医師の数は増えているという「医師余り」の時代に、若い医師たちはどんな道を歩いていけばいいのか、真剣に考えないといけないでしょう。いまの医大生が卒業し、結婚して子どもが生まれ、家庭を持ったとしても、いまの医師と同じような生活はできないかもしれません。

いまは高齢化社会で、言葉はよくないかもしれませんが、病気になるお年寄りも少なくないので医師の仕事もあり、収入もそれなりにあります。ところが、今後は高齢者の数も減り始め、若者人口も減っていくなかで、普通の保険治療の医療を続けていても収入が増えるという見込みはありません。とくに医師が集中する都市部では、激しい「患者取り合戦」が繰り広げられることになると思います。

開業して、患者が来るのを待つばかりの医師になるのではなく、医療と福祉、医療と農業、ヘルスツーリズムなど、異分野と連携したり、コラボレーションしたりすることで新たな医療分野を開拓するなど、医師としての知識や経験を生かした積極的なアプローチが必要になるのは間違いないでしょう。

アリゾナ大学で統合医療を学んでいたとき、「山本は1日に患者さんを何人ほど診ているの？」と問われて、「40人くらいです」と答えると、驚いたような顔をして、「1日20人以上も診たら、まともな医療はできないだろう」と言いました。

ところが、日本では1日に30人以上は診ないと病院経営は成り立たないような医療モデルになっているのです。場合によっては、大学病院で1日80人も100人も診ていた時期もありました。患者には申し訳ないのですが、3分間診察になってしまうのは当然と言えば当然なのです。

そんな病院の現実のなかでは、医療をもっと幅広くとらえ、新しい分野や形の医療を見出さなければ、医師としての未来はなかなか見えてこないでしょう。

だから、リトリートなのです。たとえば、アロマやハーブのことを学んだけれども病院で生かすことができずにうずうずしている看護師もいますが、その知識をリトリートの分野で生かせばいいのです。地方に行ってハーブを育てるところから始めたり、リトリート施設の滞在プログラムでハーブを活用したりすることもできます。地方や田舎ではそうした可能性も広げやすいですから。

社会が大きく変わっていくなかで、従来の枠組を外して考えられる医療従事者になってほしいです。医療は、病気を治すだけではなく、人の生き方をデザインする仕事になっていくと思います。医療従事者の可能性を社会につなげ、ワクワクするようなローカル生活を実現できたらいいですね。

ピンチはチャンスです。イタリアでは若い医師が田舎を奪い合うように地域に飛び込んでいっていますが、日本の田舎は医療過疎のまま。田舎へ飛び込み、地域のコミュニティと力を合わせながら、近い未来の医療やリトリートの形を見出せる若い医師の登場に期待しています。

3 医療従事者は「ライフライン」

日本の農村医学や地域医療の先駆的医療機関である長野県の佐久総合病院の院長を務めておられた故・若月俊一氏は、著書『村で病気とたたかう』(岩波書店)のなかで、「医者は単なる技術者であってはならない、従来の医者はあまりにも『生物学的』にすぎた。もっと『人間的』『社会的』医者であってほしい、と国民は願っているのである」と述べています。私も地域医療に従事する一人の医師として、強く共感を覚える言葉です。

著書が出版されてから50年以上が経ったいま、日本の医療財政は逼迫し、地方の医療過疎化もどんどん進んでいます。医師と患者の関係性も変わり、地域コミュニティは脆弱化し、医療は医療機関で行うものという認識も定着化しているように思います。

ただ、そもそも医療は医療機関のなかだけで行うものでしょうか？

自由民主党では「統合医療推進議員連盟」が創設され、統合医療には、現代西洋医学に伝統医学や自然療法、代替医療をプラスした従来の医療機関で行う「医療モデル」と、社会的処方など、患者が住んでいる地域や自然環境を生かしながら、医療機関の周辺施設も含めた形で健康増進を考える「社会モデル」があり、両輪で進めていくべきとして、以下の5つの方向性を示しています。

生活習慣改善とセルフケアを支援、予防を重視
伝統医学などを生かし、持続可能な医療の構築
生きがいと人間の尊厳を大切にする医療の構築
互いのセルフケアを支え合うコミュニティの構築

ソーシャルキャピタル（社会的資本）の醸成と活用

私が師事するワイル博士も統合医療について、「医療の力点は「健康」と「治癒・養生」にある。患者を「コミュニティの一員」として全人的に診る。患者の「ライフスタイル」を診る。患者の他者との「関係性」を重視する」と表現し、「コミュニティ」「関係性」をキーワードにしています。

つまり、医療従事者は医療機関のなかだけで仕事をするのではなく、地域へ出て、患者や健康な住民と接することで、若月氏が願う「『人間的』『社会的』医者」になれるのではないでしょうか。「井ならぬ〝医〟のなかの蛙」にならないようにしなければと常に自分にも言い聞かせています。

朝霧高原に診療所を構えて14年になりますが、地域医療の従事者には基本的にオンとオフはないと感じています。いつもオンです。「今日は休診なので診ません」と断ると、患者はほかに行く病院が地域にないのですから、オンである必要があるのです。医師は水道、電気、ガス、通信と同様、地域の「ライフライン」だという心づもりをして、リトリートに関与しながら医療に従事しています。

「下医は病気を治し、中医は人を治し、上医は社会を治す」という言葉があります。アフガニスタンで干ばつに対処するために、医師でありながら重機を操作し、井戸を掘り、灌漑用水路を建設し、地域に水や農業という仕事をもたらした故・中村哲氏は、まさに社会を治した上医と言える存在でしょう。凶弾に倒れたことが悔やまれてなりません。

中村氏の遺志を私なりに受け継ぎながら、地域の「ライフライン」としてその役割を果たしていきたいと思っています。

4　リトリートを始めるならいま——地方銀行はサポートを！

新型コロナウイルスの流行によって、リモートワークや都会と田舎での二拠点生活を実践する人が増えました。流行が収まりつつあるいま、少し元に戻る動きもあるようですが、それでも都会で働き、暮らす人々の田舎への関心は衰えていません。リトリートを始めるにはいまがチャンスではないでしょうか。

何がチャンスかと言うと、たとえば、コロナ禍で廃業した民宿が売りに出されたりしています。売り民宿を安価で購入し、リフォームして、田舎の素敵な宿泊施設として営業しようという動きは活発になってきています。旅館業は、できる地域とできない地域があります。残念ながら廃業されたとしても、その地域は旅館業をできる地域なので、希望者が買い取って新たに宿泊施設を経営することはできるわけです。そういう面で、建物を新しく建てるよりも、すでにある売り民宿を活用したほうが効率的と言えるでしょう。

農家の住宅も同様です。農家の平均年齢は68歳です。年々高齢化が進み、辞めていく方や、あるいは亡くなってしまう方も少なくありません。耕作する農家がいなくなった農地や、空き家となってしまった住宅が田舎にはたくさん点在しています。そうした農地や住宅を借りて、農家としてのスタートを切るのもいまがチャンスです。チャンスという言葉は農村の人に対して失礼にあたるかもしれませんが、農村の課題、つまり「ピンチ」を、都会から入ってくる就農希望者が「チャンス」と捉え、課題解決に貢献してくれるかもしれないので、都会から来る新規就農希望の方の目線で、あえて「チャンス」という言葉を使いました。

ピンチはチャンス。田舎にはチャンスが転がっています。

そのチャンスを具現化するためには資金が必要です。建物のリフォームをしたり、農業の設備を整えたりするには相当のお金がかかりますから。また、そもそも地域にどんな空き民宿や空き家が存在しているかは、都会からやって来る人にはまずわかりません。「空き物件」という看板が立つこともほぼないし、不動産屋さんもほとんどありませんから。

では、どこがそれを把握しているのか？　答えは、地方銀行です。地方銀行や信用金庫は、地域の中小企業や個人事業主との付き合いがありますから、どこに空き民宿や空き旅館、空き家があり、どこの農家が後継者を探しているといった情報も持っているはずです。地方銀行や信用金庫がハブとなって、そうした物件を求める都会の人たちに斡旋するような仕組みをつくるべきだと私は強く思っています。

いま、政府によって地方銀行の統廃合が進められているなか、地域の金融機関としての存在意義が問われています。地域が元気を失っていくと、地方銀行の経営も危うくなっていくでしょうから、空き物件と、それを求める都会からの二拠点生活者や移住者とのマッチングは、地方銀行ならではの重要な仕事になり得るはずです。マッチングをして、さらにリフォームや設備投資など必要な資金を融資すること。その仕事を地方銀行がしなくて、どこがするのですか？　地方創生を掲げるなら、それくらいの役割は果たしてほしいものです。

5　プラネタリーヘルスとリトリートの関係

「プラネタリーヘルス」とは、人類と地球は一体のものであり、人類の健康と地球の健康は切り離すことができないという考え方を言います。すなわち、私たち一人ひとりの健康は、あらゆる動物や植物、生態系の健康、そして、自然を含めた地球全体の健康の一部としてあるのです。

2015年に世界的に権威のある科学誌『ランセット』で示され、国際会議「ワールドヘルスサミット」でも発表され、世界中に広まっているプラネタリーヘルス。環境問題や社会課題の解決に取り組もうとするときに唱えられる、「Think globally, Act locally.（地球規模で考え、地域から行動しよう）」という有名な言葉がありますが、健康課題もそれと同様に、「地球規模で考え、地域から行動しよう」という考え方を指針にして取り組まれています。

ただ、この考え方は、東洋医学的な視点からするとごく当たり前のことで、とくに中医学では「人の体は自然の一部」と数千年も前からテーマに据えられているので、プラネタリーヘルスは私から見てもとくに目新しい概念ではありません。ただ、『ランセット』に掲載されたことで、東洋医学や統合医療などには目もくれなかった西洋医学系の医師たちが関心を持つきっかけになったことはよい傾向だと思っています。

人間は自然のなかで生かされています。その事実を無視した医療はありえません。「水や食べ物がなくても、いい薬があるから大丈夫」では本末転倒でしょう。医師は「医のなかの蛙」から脱却しなければなりません。私たちは地球とともに、自然とともに、生命を継承している生き物であることを忘れてはいけないのです。

もっとも、自分の健康を地球の健康とセットで考えるのは、スケールが大きすぎて難しいと感じる人もいるでしょう。地球という一個の惑星レベルで考えようとするから、捉えどころを無くしてしまうのであって、たとえば、自分がふだん飲んでいる水道の水はどこから流れてきているのかを調べてみたり、夕食に食べた肉や野菜はどこで、どんなふうに育てられたものか、その土地の環境はどうかなど意識して目を向けてみることで、見えてくるものがあるはずです。

あるいは、リトリートで農村集落を訪れたとき、昔はもっと豊かだった里山の自然について調べてみれば、農村の歴史や人々の生活の変遷が理解できるようになるかもしれません。いきなり地球のことを考えるのは壮大すぎて無理かもしれませんが、いま、目の前にある里山の風景や畑で育てられている作物、あるいは口にする水について調べていくと、その向こうにある自然や、さらに向こうにある地球のことが見えてきて、自分と地球のつながりを実感することができるのではないでしょうか。

そうすると、自分の健康と地球の健康(つまり環境問題)を同じ土俵の上で考えることができるようになるのです。地球が健康でなければ、自分も真の健康状態にはなれないという理由がわかってくると思います。

そのためにもリトリートに訪れて、田舎の豊かな自然や、その地に代々暮らしてきた地域の人たちとふれあうことで、地球への扉を開いてみてほしいです。地球への入り口として、リトリートはあるのです。

6　人脈、ネット、感性で情報収集

皆さんは、毎日を有意義に暮らすための情報を何から得ていますか？

以前は情報源と言えば、テレビや新聞、雑誌などが主なものでしたが、いまはインターネットが主流かもしれません。検索サイトに知りたい言葉を打ち込んで調べたり、SNSで話題の店やアイテムを探したり。最近は、生成AI（人工知能）を搭載したChat GPTと対話するように打ち込みながら疑問を解決したりするなど、便利な生活を送るために、ますますコンピュータに依存するようになってきています。

一方で、家族やご近所の方など身近な人から得る情報も、とくに田舎で暮らしていくには重要になります。何でもないようでいて実は大事な情報が、人から人へ日々、伝わっているのです。

患者さんとの対話のなかで、「この方のお孫さんは、私が診療に行っているあの家のあの子なんだ」というような集落の人と人とのつながりが見えてくることもしばしばあります。治療の参考にできそうな情報を得られることもあるため、診察室での何気ない対話も私は大切にしています。

また、集落の人の得意なことも知れたりもします。「あの患者さんは昔、大工さんをしていたから、簡単な家の修理ならお手のもの」というような情報が耳に入ることもあり、「ならば、今度『YAOYA LAB.』の修理を頼んでみようかな」と思ったりもします。こんな貴重な情報はインターネットやSNSには出ていませんから。

あるいは、AさんとBさんは友人としてつながっているみたいだから、Bさんに何かお願いしたいことがあれば、Aさんを通じてBさんに依頼したほうが受けてくれる可能性が高まるとか、田舎の人間関係はどこかでつながっていることが多いので、誰と誰がどんなふうにつながっているかということを知っておくことも、豊かな生活を送るための一つの知恵になります。

また、第2章でも述べましたが、五感を開き、脳の網様体賦活系を最大限に生かすことで、自分に有益な情報を得られる状態に整えることができます。つまり、目、耳、鼻、口、そして、手足の感覚をフルに活用し、感性を発揮することも、自分に必要な情報を得るためには大切なのです。

人脈、インターネット、感性。この3つを上手に活用しながら情報収集することが、これからの時代には不可欠です。それは、自分に合ったリトリートを探し、見つけ、その地域に入り込もうとするときにも役立つ手段です。

あとがき

「生きる」という視点で断捨離すると、リトリートに至る

高層マンションに住んで、高級車に乗って、高級レストランで芸能人と会食して、お金が貯まればヨーロッパに旅行へ出かける。それが、都会の医師のステータスであり、豊かな生活だと、東京で暮らしていた頃には私も思っていました。

けれども、朝霧高原に移住して、小さな診療所の医師として地域の方々の健康維持のための仕事を始めたとき、その考え方は一変しました。

医師という仕事のかたわら、以前から憧れていた農業も始めたのですが、地域のなかでは私など言ってみれば〝小作人〟です。水田を持って米をたくさんつくっておられる農家さんは凄いなとか、おいしい野菜をつくってお

られる農家さんも凄いなとか、農家という仕事や生き方に本当の豊かさがあると感じるようになりました。従順で優秀な消費者ではなく、生きる糧である農作物を自分の腕でつくれる生産者になりたいと、心から願うようになったのです。

山から薪を取り、井戸から水を引き、おごることなく淡々と、つくって、食べて、生きている。そんな安全・安心な日々こそが本当に豊かな生活であり、リトリートなのではないかと思うようになりました。

私は従順で優秀な消費者だった「私自身」を断捨離したのです。

都会でも優れた統合医療を受けることはできますが、ストレスがたまったり、水が悪かったり、食べ物がよくなかったりしたら本末転倒です。自分軸に合った土地に暮らしながら、水、食べ物、環境といった人が生きるために必要な「生命の根源」にふれることで、自分軸をより充実したものに高めていく。その手段として統合医療があると思うようになってきました。

「あれも、これも」と欲しがる「足し算」ではなく、「あれはいらない、これもいらない」と生活をシンプルに研ぎ澄ましていく「引き算」を身につけることが、リトリートの暮らしの真髄であり、楽しみであり、喜びでもあるのです。

今回、おのころ心平さんをはじめ、多くの方々に支えられて、また、最近では若手医師の理解や協力を得られるようになり、本書を出版することができました。

10年前には考えられないような時代や意識の変化があるように思います。ご支援いただいたすべての方に、感謝の気持ちをお伝えしたいです。ありがとうございます。

そして、私と同じように、読者の皆さまも見つけられるはずです、あなたのリトリートを。「訪れてみたら、田舎のほうが自分に合っているような気がしてきた」という人は大勢おられるはずです。今度の休みに、ぜひ田舎へ出かけて、人生一つ目の「引き算」を行ってみてください。

2023年9月

山本竜隆

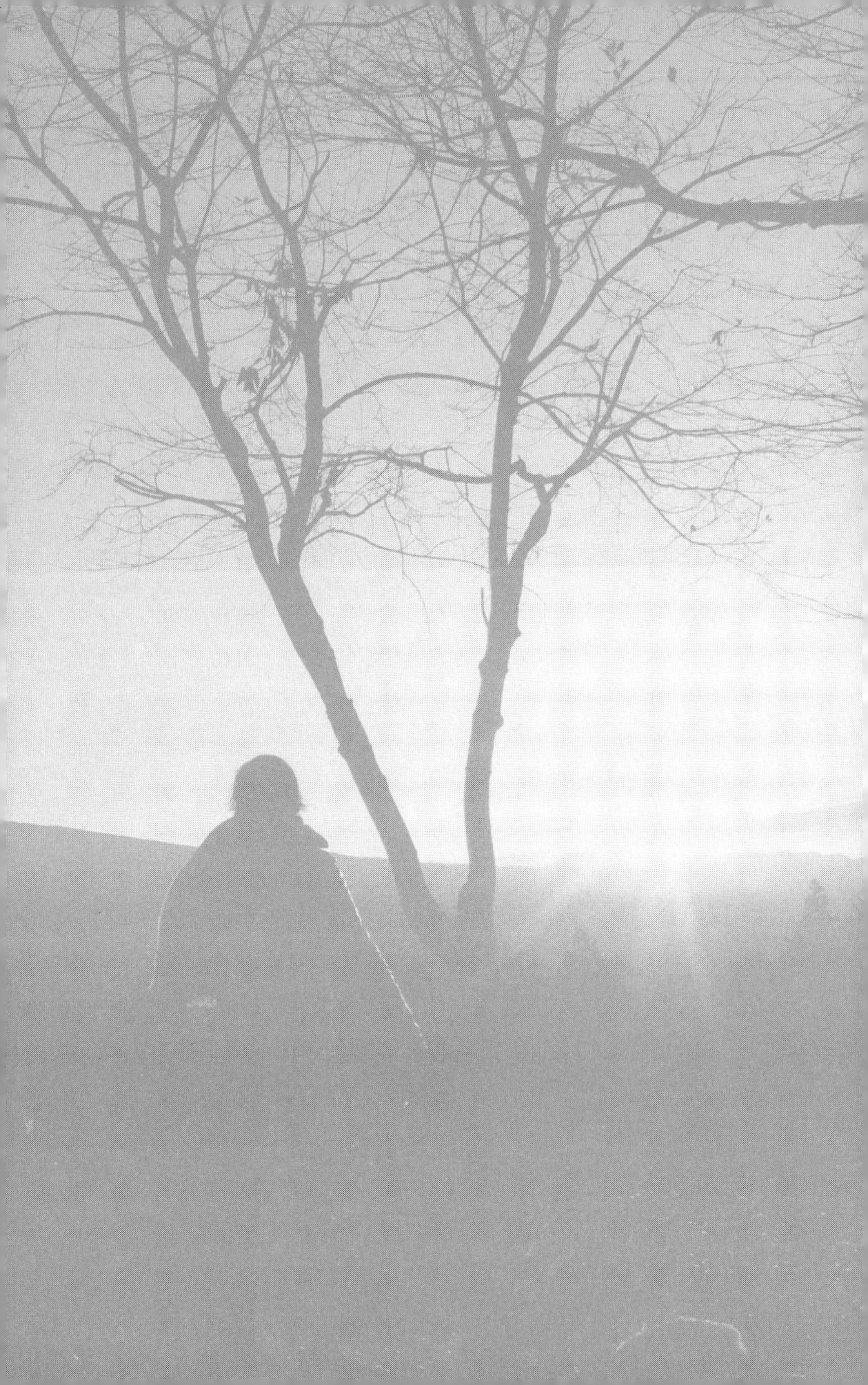

山本竜隆（やまもと・たつたか）

医師。医学博士。1966年生まれ。聖マリアンナ医科大学卒業、昭和大学大学院医学研究科修了。米国アリゾナ大学医学部統合医療プログラムAssociate Fellowをアジア人で初めて修了。現在は富士山麓に朝霧高原診療所を開設して地域医療にあたるとともに、滞在型リトリート施設「日月倶楽部」「富士山静養園」を運営。昭和大学医学部客員教授、日本ホリスティック医学協会理事、日本リラクゼーション業協会顧問医師なども務める。著書に『自然欠乏症候群』『「オプティマムヘルス」のつくり方』（ワニブックス）『癒しの心得』（旬報社）など。

リトリート

日本人のための「新疎開」のすすめ

2023年11月1日　初版第1刷発行

著者……山本竜隆

ブックデザイン……宮脇宗平

編集協力……松井健太郎

編集担当……熊谷 満

発行者……木内洋育

発行所……株式会社旬報社

〒162-0041

東京都新宿区早稲田鶴巻町544　中川ビル4F

TEL 03-5579-8973　FAX 03-5579-8975

HP https://www.junposha.com/

印刷製本……シナノ印刷株式会社

ISBN978-4-8451-1851-9